Wissenschaftliche Taschenbücher WTB

Biologie

Lothar Jäger

Grundlagen der Klinischen Immunologie

Akademie-Verlag · Berlin

WTB Wissenschaftliche Taschenbücher

Zuletzt erschienene Bände:

Joachim Auth / Dietmar Genzow
Klaus H. Herrmann
Photoelektrische Erscheinungen

K. Ch. Delokarov
Relativitätstheorie und Materialismus

Gerhard Geiseler / Heinz Seidel
Die Wasserstoffbrückenbindung

Eduard Herlt / Nikolaus Salié
Spezielle Relativitätstheorie

W. S. Letochow
Laserspektroskopie

Hans Luppa
Grundlagen der Histochemie
Teil I und II

Horst Remane / Rainer Herzschuh
Massenspektrometrie in der organischen Chemie

J. V. Sačkov
Wahrscheinlichkeit und Struktur

E. M. Sawizki
Perspektiven der Metallforschung

Die Schöpfer der physikalischen Optik
Eine Artikelsammlung

Volkmar Schuricht
Kernexplosionen für friedliche Zwecke

Michael Theile
Siegfried Scherneck
Zellgenetik

Gerhard Wunsch
Zellulare Systeme

Vorschau auf die nächsten Bände:

Joachim Bellach / Peter Franken
Elke Warmuth / Walter Warmuth
Maß, Integral und bedingter Erwartungswert

Gottfried Fritzsche
Netzwerke
Band 1: Grundlagen und Entwurf passiver Analogzweipole

Karlheinz Lohs
Entgiftung — Mittel, Methoden und Probleme

Wolfgang Meiling
Digitalrechner in der elektronischen Meßtechnik
Teil I — Meßmethodik
Teil II — Gerätetechnik und Anwendungen

Peter Paufler
Gustav E. R. Schulze
Physikalische Grundlagen mechanischer Festkörpereigenschaften
Teil I und II

Albrecht Rost
Messung dielektrischer Stoffeigenschaften

Hans-Georg Schöpf
Von Kirchhoff bis Planck
Theorie der Wärmestrahlung in historisch-kritischer Darstellung

Norbert Sieber
Hans-Peter Leidhold
Einführung in die Datenverarbeitung

Renate Wahsner
Mensch und Kosmos
Die copernicanische Wende

WTB

BAND 190

Lothar Jäger

Grundlagen der Klinischen Immunologie

Mit 42 Abbildungen und 42 Tabellen

AKADEMIE-VERLAG · BERLIN

Reihe BIOLOGIE

Herausgeber:
Prof. Dr. H. Bochow, Berlin
Prof. Dr. H. Böhme, Gatersleben
Prof. Dr. H. Borriss, Greifswald
Prof. Dr. E. Hofmann, Leipzig
Prof. Dr. J. O. Hüsing, Halle/Saale
Prof. Dr. U. Taubeneck, Jena

Verantwortlicher Herausgeber dieses Bandes:
Prof. Dr. E. Hofmann

Verfasser:
Prof. Dr. sc. med. Lothar Jäger
Jena

1978
Erschienen im Akademie-Verlag, 108 Berlin, Leipziger Str. 3—4

Lizenznummer: 202 · 100/534/78
Herstellung: VEB Druckhaus „Maxim Gorki“, 74 Altenburg
Bestellnummer: 762 339 5 (7190) · LSV 1314
Printed in GDR
DDR 12,50 M

Vorwort

Die Tatsache, daß das Bändchen „Grundlagen der Immunologie" von FRIEMEL und BROCK in kurzer Zeit seine 3. Auflage erlebte, zeigt, wie groß das Interesse für dieses sich rasch entwickelnde Fachgebiet ist. Parallel dazu — und zum großen Teil durchaus eigenständig — entwickelte sich die klinische Anwendung immunologischer Kenntnisse. Die Orientierung des neuen Studienprogrammes auf diese klinische Anwendung und zahlreiche Anregungen aus Kreisen interessierter Kollegen gaben Anstoß für dieses Bändchen. Die Kenntnisse, die FRIEMEL und BROCK vermitteln, werden vorausgesetzt. Es wendet sich sowohl an den Studenten als auch den Kollegen, der sich über grundsätzliche Fakten und Probleme der Klinischen Immunologie informieren will. Hauptanliegen ist es, Verständnis zu wecken für die Zusammenhänge zwischen Immunabwehr und Immunaggression und — ohne fachspezifische Details — einen Überblick zu geben über pathogenetische Mechanismen, deren Nachweis und therapeutische Beeinflußbarkeit.

Jena, im Juli 1977 Der Verfasser

Inhaltsverzeichnis

Verzeichnis der gebrauchten Abkürzungen

AAK	Autoantikörper
AAR	Antigen-Antikörper-Reaktion
ADCC	Antikörperabhängige zelluläre Zytotoxizität
Ag	Antigen
AK	Antikörper
ALG	Antilymphozytenglobulin
As	Aminosäuren
BJ	Bence-Jones
C	Komplement
CAH	Chronisch-aggressive Hepatitis
DNCB	Dinitrochlorobenzol
EAC	Erythrozyten beladen mit Antikörpern + Komplement
H	Histokompatibilität
IF	Immunfluoreszenz
Ig	Immunglobulin
IHA	Indirekte Hämagglutination
iM	Infektiöse Mononukleose
KBR	Komplementbindungsreaktion
LEV	Lupus erythematodes visceralis
LTT	Lymphozytentransformations-Test
MMHT	Makrophagenmigrationshemm-Test
Mhn	Morbus haemolyticus neonatorum
PHA	Phythämagglutinin
PK	Prausnitz-Küstner
RA	Rheumatoidarthritis
RF	Rheumafaktor
RIA	Radioimmunoassay
SJgA	Sekretorisches IgA

1. Aufgaben und Stellung der Klinischen Immunologie

Die Immunologie hat seit der Jahrhundertwende, insbesondere aber in den letzten 30 Jahren, eine beeindruckende Entwicklung genommen — nicht nur im Bereich der Grundlagenforschung, sondern auch in der Klinik. Sie hat

- zur Entwicklung neuer klinischer Teilgebiete beigetragen, z. B. Immundefekte,
- Verständnis geweckt für die Entstehung und den Verlauf vorher umstrittener Erkrankungen, z. B. der Autoimmunerkrankungen oder atopischer Erkrankungen, und die diagnostischen und therapeutischen Möglichkeiten verbessert,
- zur Entwicklung anderer Disziplinen beigetragen, z. B. der Transplantation und Onkologie,
- durch spezielle Methoden andere Gebiete befruchtet, z. B. über die extrem empfindlichen Radioimmuntechniken die Endokrinologie, Pathobiochemie und Klinische Pharmakologie.

Das Immunsystem ist trotz gewisser Besonderheiten durchaus anderen Systemen des Organismus vergleichbar (z. B. dem ZNS oder dem Herzkreislauf-System). Seine Hauptaufgabe ist die Erhaltung der Antigenkonstanz des Organismus gegen Einwirkungen von außen (Infektionen) oder innen (Tumorgenese). Die Basis dafür sind

a) das hohe „Auflösungsvermögen“ im Sinne der Antigenerkennung, das durchaus modernsten Methoden der chemischen Analyse vergleichbar ist (so können z. B. Isomere oder Moleküle, die in einem einzigen Atom differieren, unterschieden werden),

b) die effektiven Neutralisations- bzw. Eliminationsmöglichkeiten durch Antikörper bzw. Effektor-T-Lymphozyten.

Von einer Expertengruppe der WHO (Technical Report No. 496, 1972) wurden als Gegenstand der Klinischen Immunologie alle jene Erkrankungen zusammengefaßt, in deren Ätiologie und/oder Pathogenese das Immunsystem eine wesentliche Rolle spielt. Dies trifft u. a. zu für

1. Immunproliferationskrankheiten
2. Immundefekte
3. Allergische Erkrankungen einschließlich der Arzneimittelallergie
4. Autoimmunerkrankungen
5. Transplantation und Transfusion (einschließlich Blut- und Gewebstypisierung)
6. Infektionsimmunologische Mechanismen
7. Tumorimmunologie.

Damit reicht sie in nahezu alle klinischen Disziplinen hinein, wobei Innere Medizin, Pädiatrie und Dermatologie im Vordergrund stehen, das Spektrum aber auch bis hin zur Frauenheilkunde (Schwangerschaft, Tumoren, Schleimhautinfektionen), Chirurgie (Transplantation) und Stomatologie (allergische Erkrankungen) reicht.

Daraus leiten sich 2 Konsequenzen ab:

a) Die Klinische Immunologie ist stärker als bisher sowohl in der medizinischen Ausbildung als auch in der fachspezifischen Weiterbildung zu berücksichtigen.

b) Einrichtungen sind zu entwickeln, die die medizinische Versorgung jener Patienten unmittelbar verbessern, bei denen die immunologisch bedingten Störungen eine zentrale Rolle spielen bzw. die einer speziellen immunologischen Behandlung bedürfen (z. B. Desensibilisierung, Immunsuppression). Nach den Vorstellungen der WHO wie auch der internationalen Entwicklung gilt dies in erster Linie für

- allergische Erkrankungen,
- Immunproliferations- und Immundefektkrankheiten,
- gewisse Autoimmunerkrankungen, insbesondere aus

dem Formenkreis der Bindegewebserkrankungen (Kollagenosen),
– die Transplantationsüberwachung.

Als Aufgaben der weltweit entstehenden klinisch-immunologischen Einrichtungen nennt die zitierte WHO-Studie

a) die unmittelbare Anwendung der speziellen Kenntnisse in der Diagnostik und Therapie von Patienten mit immunologisch bedingten Erkrankungen,

b) Dienstleistungen für andere Disziplinen konzeptioneller oder methodischer Art,

c) die klinisch-immunologische Forschung zur Entwicklung neuer diagnostischer oder therapeutischer Möglichkeiten,

d) die Aus- und Weiterbildung.

Die Klinische Immunologie als Disziplin versteht sich so als ein Bindeglied zwischen der immunbiologischen Grundlagenforschung und den traditionellen klinischen Disziplinen.

2. Immunabwehr

2.1. Immunmechanismen bei Infektionen

2.1.1. Allgemeine Mechanismen der Infektabwehr

Abwehr von Infektionen und Zerstörung entarteter Zellen sind die beiden wichtigsten Funktionen des Immunsystems. Der Widerstandsfähigkeit gegenüber Infektionen bzw. deren Überwindung liegen komplexe Wechselwirkungen zwischen Erreger und Wirtsorganismus zugrunde. Sie sind abhängig einerseits von Spezies, Alter, Ernährungszustand, endokrinologischen Faktoren, vorausgegangenen Sensibilisierungen, der Eintrittspforte, u. a. m. – andererseits von der Virulenz des Erregers und der Massivität der Infektion. Neben Immunreaktionen ist eine Vielzahl von unspezifischen Mechanismen an der Infektabwehr beteiligt. Ihre Wirksamkeit erreicht jedoch insgesamt nicht annähernd die der Immunabwehr, sie wird aber in der Kombination potenziert.

2.1.1.1. *Unspezifische Mechanismen*

Als *Resistenz* wird die angeborene Unempfindlichkeit gegenüber bestimmten Erregern bezeichnet (Fehlen geeigneter Rezeptoren?). *Unspezifische Abwehrmechanismen* sind z. B. die intakte Struktur und Funktion der Haut und Schleimhaut, Lysozym, Interferon, Laktoferrin, Properdin und bestimmte Komplementfaktoren -- vor allem aber die Phagozytose, die auch unabhängig von Immunvorgängen erfolgt. Für viele Keime ist die Phagozytose gleichbedeutend mit ihrem Untergang (z. B. Pneumo- und Streptokokken). Andere (z. B. Mykobakterien, Kandida) sind wesentlich resistenter. Wie beschränkt alle diese Mechanismen letztlich aber sind, zeigt die extreme Infektanfälligkeit bei Immundefekten.

2.1.1.2. *Spezifische Mechanismen (Immunität)*

An der spezifischen Immunabwehr sind sowohl das T- als auch das B-Zellsystem beteiligt — bei den verschiedenen Erregern in unterschiedlicher Weise. Synergistische Wirkung sind keineswegs a priori anzunehmen, Neutralisationseffekte sind durchaus vorstellbar. Neben der direkten Mikrobizidie spielt die Aktivierung von Phagozyten eine entscheidende Rolle. Ein solcher auf der Basis immunologischer Reaktionen erworbener und damit erregerspezifischer Schutz wird als *Immunität* bezeichnet. Sie kann lebenslänglich sein (z. B. bei Masern, Pertussis usw.) oder auch recht kurzfristig, wenn sie nicht durch subklinische Reinfektionen von Zeit zu Zeit aufgefrischt wird. Das Ausmaß kann von einem vollständigen Schutz über eine Teilimmunität (z. B. lokalisierte Infektionen) bis zu Situationen reichen, in der man von einer Immunität im eigentlichen Sinn nicht sprechen kann. Aber selbst in diesem Fall kann die raschere und massivere Sekundärreaktion vor der klinischen Manifestation einer Reinfektion schützen. Man unterscheidet ferner die sterile Immunität, bei der die Erreger vollständig eliminiert und die Reinfektion zuverlässig verhindert werden kann und die *Prämunität*, bei der eine gewisse Zahl von Erregern persistiert, aber der Organismus in der Lage ist, die exogene Reinfektion zu verhindern. Die Immunabwehr kann am Ort der Invasion (Schleimhaut: IgA-Antikörper), bei der Ausbreitung im Organismus und beim Befall evtl. Prädilektionsstellen wirksam werden.

2.1.2. Immunabwehr bei Infektionen

2.1.2.1. Bakterielle Infektionen

2.1.2.1.1. Antikörpervermittelte Mechanismen

Direkte Bakterizidie: In Analogie zur zytotoxischen Reaktion (s. S. 66) können Antikörper, die gegen Oberflächenstrukturen von Bakterien gerichtet sind, über die Komplementaktivierung, d. h. ohne die Mitwirkung von Zellen, bakterizid wirken. Durch die entstehenden Membrandefekte kann u. a. Lysozym auch im Inneren wirksam werden und zum Zelltod führen. Der Schutz durch SJgA-AK beruht u. a. auf der Blockade der Bindung an Zellrezeptoren, die die Keiminvasion einleitet. Eine klassische Komplementaktivierung ist nicht möglich, die Bedeutung der unspezifischen Aktivierung ist umstritten. In manchen Situationen fanden sich Hinweise auf eine synergistische Wirkung mit Lysozym.

Phagozytose: Auch ohne Beteiligung von Antikörpern können sich Bakterien an Phagozytenoberflächen anlagern. In Anwesenheit von Antikörpern gegen Membranantigene der Bakterien wird dieser Effekt jedoch wesentlich verstärkt (s. Abb. 1). Am raschesten werden Bakterien aufgenommen, wenn zugleich Komplement anwesend ist und aktiviert wird.

Für die Erkennung als ersten Schritt der Endozytose spielen Opsonineffekte, d. h. die Beladung der Erregeroberfläche mit Antikörpern bzw. Komplement, eine

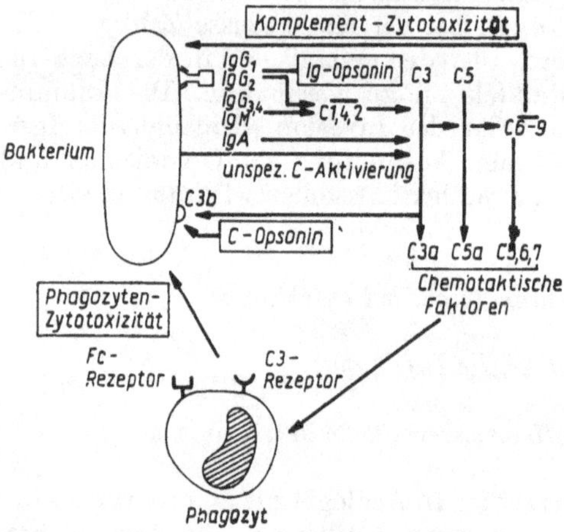

Abb. 1. Bedeutung humoraler Mechanismen für die Phagozytose bei Infektionen

wesentliche Rolle. Sofern es sich bei den Antikörpern um Immunglobuline der Klassen IgG_1 und IgG_3 handelt, ist eine direkte Bindung an entsprechende Rezeptoren der Phagozyten möglich. Antikörper, die schon vorher an die Phagozytenoberfläche gebunden waren, scheinen von geringerer Bedeutung zu sein, möglicherweise, weil unter ihnen — zufallsabhängig — nur eine geringe Zahl entsprechender Spezifitäten vorhanden sind. Die primär an die Bakterienoberfläche gebundenen sind dagegen spezifisch angereichert und schaffen damit optimale Voraussetzungen für die Immunadhärenz.

Die Anlagerung von C3b kann auch durch Antikörper der übrigen IgG-Subklassen sowie IgM ausgelöst werden, aber auch über die unspezifische Komplementaktivierung (u. a. durch bakterielle Substanzen selbst). Die Phagozytose wird unmittelbar dadurch begünstigt, daß bei der Komplementaktivierung auch chemotaktisch wirkende Substanzen freigesetzt werden (s. S. 70). Durch die Immunmechanismen wird so die auch normalerweise vorhandene Phagozytosemöglichkeit spezifischer und effektiver. Die zentrale Rolle bei der intrazellulären Mikrobizidie spielen die Vorgänge in den Phagolysosomen.

Das pH der *Phagolysosomen* von neutrophilen Granulozyten kann bis auf 3,5 absinken und damit für manche Erreger bakterizid oder bakteriostatisch werden. Dies steigert zugleich die Produktion von Wasserstoffperoxid wie auch die Aktivität hydrolytischer Enzyme. H_2O_2 wirkt unmittelbar bakterizid. Seine mikrobizide, bakterizide, fungizide und virozide Wirkung wird jedoch durch die Myeloperoxidase in Gegenwart von Halogenid-Ionen verstärkt. Die genauen Mechanismen dieser Wirkung sind noch unbekannt, eine wesentliche Rolle scheinen jedoch reaktionsfreudige Aldehyde zu spielen, sei es, daß sie durch Lipidperoxidation der Phagolysosomenmembran oder durch Oxidation bakterieller Strukturen entstehen. Die Bedeutung dieser Mechanismen zeigt sich besonders bei der chronischen Granulomatose des Kindesalters. Die Infektionen werden vor allem durch Erreger ausgelöst, die sowohl Katalase als auch Peroxiddismutase enthalten, die offensichtlich vor den Peroxidradikalen schützen. Bakterizide Effekte gegenüber anderen Keimen werden damit erklärt, daß diese selbst geringe Mengen Peroxide produzieren, deren Wirkung durch die bei dieser Erkrankung in normaler Aktivität vorhandene Peroxidase potenziert wird.

Weitere wichtige Mechanismen sind die Freisetzung von Lysozym, Laktoferrin (ein eisenbindendes Protein, welches das Wachstum mancher Mikroorganismen hemmt), und basischen Proteinen, die bei der Degranulation in die Phagolysosomen gelangen. Schließlich enthalten die Granula eine Reihe von Enzymen, die Protein, Kohlenhydrate und Lipide hydrolysieren und auf diese Weise die Hülle der Mikroorganismen schädigen können.

Die antimikrobielle Wirkung der *Makrophagen* entspricht im wesentlichen der der Granulozyten. Saures Milieu, Lysozym und Peroxidbildung dürften im Vordergrund stehen. Es fehlen aber die basischen Proteine und das Laktoferrin. Die Monozyten und manche Gewebsmakrophagen besitzen zudem weniger Myeloperoxidase. In den Alveolarmakrophagen findet sich an ihrer Stelle Katalase. Unter Lymphokinstimulation steigt die mikrobizide Aktivität der Makrophagen erheblich an (s. S. 23).

Phagozytierte Bakterien verlieren unter diesen Einwirkungen zunächst die Fähigkeit zur Vermehrung, erst wesentlich später werden sie abgetötet. Die unterschiedliche Widerstandsfähigkeit der einzelnen Keime ist maßgeblich abhängig von der Struktur ihrer Membranen (z. B. Mykobakterien). Der Abbau ist im allgemeinen recht unvollständig. In den oft auffallend großen sekundären Lysosomen finden sich meist Reste von Mikroorganismen. Das Fehlen solcher Trümmer in den Granulozyten ist lediglich durch deren kürzere Lebensdauer bedingt.

Toxinneutralisation: Eine Reihe von bakteriellen Infektionen ist vor allem oder ausschließlich durch Toxinproduktion pathogen z. B. Tetanus, Diphtherie, Gasbrand und Botulismus. Meist handelt es sich bei den Toxinen um Antigene, die eine entsprechende Antikörperproduktion auslösen. Diese Antikörper können in sehr unterschiedlicher Weise die toxischen Effekte neutralisieren:

- durch direkte Reaktion mit der aktiven Struktur,
- durch sterische Behinderung der Reaktion zwischen aktiver Struktur und Zellrezeptor (Bindung in der Nachbarschaft, Veränderung der Konformation),
- durch Beeinträchtigung der Diffusion infolge von Immunkomplexbildung (evtl. unter Mitwirkung von

Antiglobulin oder Immunkonglutinin) mit nachfolgender Phagozytose und intrazellulärer Degradation.

Die Fähigkeit zur Antitoxinbildung wird sowohl bei der aktiven als auch der passiven Immunisierung ausgenutzt (s. S. 32).

2.1.2.1.2. *Zellgebundene Immunreaktionen*

Eine Reihe von Bakterien, z. B. *M. tuberculosis* und *leprae*, Listerien, Bruzellen und Pasteurellen sind recht widerstandsfähig gegenüber den Phagozyten und können in Makrophagen am Leben bleiben, z. T. sich sogar ver-

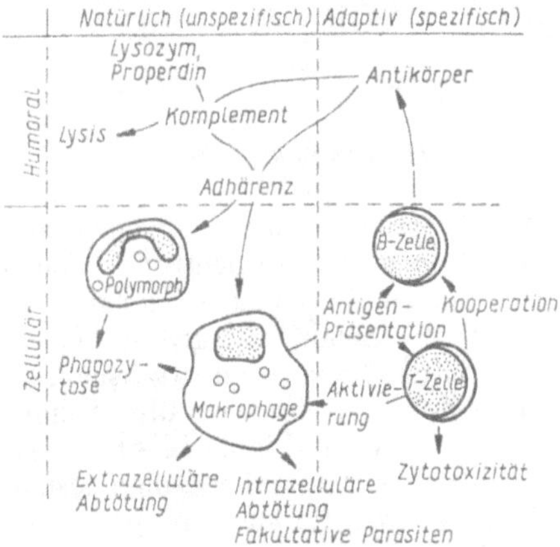

Abb. 2. Komplexes Zusammenwirken von unspezifischen und immunologischen Mechanismen bei Infektionen (nach ROITT)

mehren, sofern die Zellen nicht durch eine zellgebundene Immunreaktion stimuliert werden. Dieser Effekt ist nicht spezifisch. Er kann auch durch andere Antigene ausgelöst werden. Diese „sekundäre“ Immunität ist allerdings zeitlich sehr befristet. Ähnliche Effekte werden z. B. in der Tumortherapie mit BCG ausgenutzt.

Unter dem Einfluß der zellgebundenen Immunreaktionen werden die Makrophagen aktiviert, wobei offensichtlich bestimmte Mediatoren (MIF, MAF s. S. 82) eine besondere Rolle spielen. Unter ihrer Einwirkung steigen Mobilität und Phagozytosetätigkeit wie auch Enzymgehalt (nicht selten auch morphologisch erkennbar durch den größeren Reichtum an Granula) und der O_2-Verbrauch (als Ausdruck der Peroxidbildung) an. Damit wird die stärkere Bakterizidie durchaus verständlich. In diesem Sinn hat auch der gelegentlich gebrauchte Terminus *„intrazelluläre Immunität"* (s. Abb. 2) eine gewisse Berechtigung.

2.1.2.2. *Virusinfektionen*

2.1.2.2.1. *Humorale Immunreaktionen*

Wenn auch bei Virusinfektionen im allgemeinen zellgebundene Immunreaktionen im Vordergrund stehen, spielen humorale Reaktionen doch eine Rolle z. B. bei Infektionen durch Entero-, Arbo- und gewisse Myxoviren. Am wertvollsten ist der Nachweis neutralisierender Antikörper, da er am ehesten eine Aussage über Schutzmechanismen erlaubt. Komplementbindende Antikörper sind nur vorübergehend vorhanden und erlauben deshalb am ehesten eine Aussage über floride oder nur wenig zurückliegende Infektionen. Noch eindeutiger ist eine solche Aussage aus dem Nachweis von IgM-Antikörpern abzuleiten; beim Neugeborenen sprechen sie zudem für eine intrauterine Infektion (Röteln, Zytomegalie).

Antikörper wirken nur auf das Virus in der extrazellulären Phase. Dies ist von besonderer Bedeutung an der Körperoberfläche (Schleimhaut) und bei der extrazellulären Ausbreitung der Infektion. Neben viroziden Effekten der Komplementaktivierung können auch direkte Antikörperwirkungen zur Virusneutralisation führen (sterische Behinderung der Reaktion mit Virusrezeptoren). Die Phagozytose scheint keine wesentliche Rolle zu spielen. Bisher ist nicht sicher, welche Bedeutung diese Mechanismen bei der Erstinfektion haben, da die Antikörpertiter im Serum erst ansteigen, wenn die Viruszahlen ihr Maximum schon lange überschritten haben. In dieser Situation dürften Interferoneffekte bedeutsamer sein. Allerdings ist anzunehmen, daß sich rascher ablaufende Immunreaktionen in den Schleimhäuten nur verzögert und abgeschwächt im Serum widerspiegeln. Zweifellos bedeutsamer ist jedoch die Antikörperproduktion bei Virusinfektionen mit längerer Inkubationszeit, wie auch für die Immunität nach Überstehen eines Virusinfektes.

2.1.2.2.2. Zellgebundene Immunreaktionen

Die ausschließliche Wirksamkeit auf das extrazelluläre Virus ist besonders kritisch bei jenen häufigen Infektionen, deren Erreger sich von Zelle zu Zelle ausbreiten können. So wird verständlich, daß Virusinfekte bei Hypogammaglobulinämien kein wesentliches Problem sind — im Gegensatz zu Defekten der zellgebundenen Sensibilisierung. Dies gilt besonders für Infekte mit Pocken-, Herpes- und Papova-Viren. Die Mechanismen, über die die zellgebundene Sensibilisierung wirksam wird, sind jedoch noch unklar. Entscheidend dürfte auch hier die S. 23 geschilderte Aktivierung von Makrophagen sein. Virusinfektionen hinterlassen oft eine lebenslange Immunität, wahrscheinlich bedingt durch intrazelluläre Persistenz von Viren, die von Zeit zu Zeit Booster-Effekte auslösen. Wie die Zoster- und Herpesvirusinfektionen zeigen, scheinen solche Persistenzen gar nicht selten zu sein. Manche Virusinfektionen führen zu einer temporären Beeinträchtigung der zellgebundenen Sensibilisierung (z. B. Masern).

2.1.2.3. *Pilzinfektionen*

Pilzinfektionen der Haut wie auch der inneren Organe führen nahezu regelmäßig zu einer zellgebundenen Sensibilisierung (vgl. Spätreaktionen auf Blastomyzin, Kandidin, Histoplasmin, Trichophytin usw.). Die Reaktion bleibt sehr lange positiv. Für die Bedeutung dieser Sensibilisierungen in der Infektabwehr spricht die Häufung von Mykosen bei Defekten der T-Zellfunktion. Andererseits konnte bei Dermatomykosen gezeigt werden, daß Reinfektionen trotz stark positiver Hautreaktion möglich sind. Bei Mykosen der inneren Organe kommt es meist zur Antikörperproduktion z. T. auch mit sehr hohem Titer (z. B. Aspergillom). Ihre Bedeutung ist noch unklar.

2.1.2.4. *Protozoenerkrankungen*

Über die Bedeutung humoraler bzw. zellulärer Mechanismen ist bisher nur wenig bekannt. Im Vordergrund der Bemühungen stand bisher die Entwicklung immundiagnostischer Methoden. Die Analyse immunologischer Vorgänge ist deshalb so schwierig, weil die Parasiten

a) eine sehr komplizierte Antigenstruktur besitzen, die sich zudem in Abhängigkeit vom Entwicklungszyklus ändert,

b) trotz Immunabwehr im Organismus persistieren können (Zystenformen, intrazellulärer Parasitismus, Veränderungen der Oberflächenantigene),

c) in noch unbekannter Weise die Immunabwehr — insbesondere die zellgebundenen Reaktionen — blockieren können.

Ganz allgemein scheinen Antikörper vor allem dort von Bedeutung zu sein, wo die Ausbreitung der Erreger auf dem Blutweg im Vordergrund steht (Malaria, Trypanosomiasis), während bei vorwiegend im Gewebe ablaufenden Reaktionen (Leishmaniosen) die zellgebundenen Reaktionen im Vordergrund stehen.

2.1.2.5. *Wurmerkrankungen*

Die Bedeutung immunologischer Reaktionen bei Wurminfekten ist wenig untersucht. Die Entwicklung einer Immunreaktion gegen Mikrofilarien ist umstritten. Schistosomen, die Erreger der Bilharziose, lösen dagegen eine eindeutige Antikörperproduktion aus, können sich aber im antikörperhaltigen Milieu der Mesenterialgefäße aufhalten, während die exogene Reinfektion verhindert wird. Dieses Paradoxon fand seine Erklärung darin, daß die Erreger in vivo von Wirtsantigenen umhüllt sind. Zellgebundene Immunreaktionen wurden ausschließlich bei Würmern beobachtet, die in das Gewebe eindringen (Echinokokken, Schistosomen). Bisher fehlen aber Beweise für die Entwicklung einer Immunität auf dieser Basis. Bestenfalls wurde beschrieben, daß die Entwicklung der Würmer aus Larven gehemmt wird bzw. mit gewissen morphologischen Abweichungen einhergeht. Dagegen bestehen keine Zweifel daran, daß die Mehrzahl der klinischen Erscheinungen des Wurmbefalles auf allergische Reaktionen zurückzuführen ist. Eine Besonderheit der Wurminfektionen ist die enorme Stimulation der IgE-Produktion. Völlig unklar ist, in welcher Weise diese homozytotropen Antikörper in der Infektabwehr beteiligt sind (lokale allergische Reaktion im Darm bei Wurmkontakt, durch die der Wurm abgetrieben wird? Erhöhung der Kapillarpermeabilität mit Einstrom anderer Antikörper bzw. Abwehrstoffe?).

Obwohl noch zahlreiche Fragen offen sind, zeichnet sich doch ein sehr effektives Wechselspiel zwischen spezifischen und unspezifischen wie auch zwischen humoralen und zellulären Mechanismen ab. Es gewährleistet, daß der ständige Kontakt mit pathogenen Erregern im Magen-Darm-Kanal, im Respirationstrakt oder an der äußeren Haut nicht zu Erkrankungen führt. Verglichen damit, sind pathogene Effekte der Immunreaktion ausgesprochen selten.

2.1.3. Pathogene Immunmechanismen bei Infektionen

2.1.3.1. Allergische Reaktionen

Ob schützende oder krankmachende Effekte im Vordergrund stehen, hängt vom Verhältnis möglicher Schäden durch den unbeeinflußten Erreger zu den Folgen der allergischen Reaktion ab. Von Bedeutung sind also:

a) die speziellen toxischen bzw. auf andere Weise unmittelbar pathogenen Effekte der Infektionserreger,

b) die immunologische Reaktionsfähigkeit des Organismus.

Im Prinzip sind atopische, zytotoxische Immunkomplex- und zellgebundene allergische Reaktionen möglich (s. Tab. 1).

Tabelle 1

Pathogene Immunreaktionen bei Virusinfektionen

Mechanismus	Auswirkungen
Veränderung der Membranantigene infizierter Zellen (Virus- oder Neuantigen)	Zelluntergang durch sensibilisierte Lymphozyten bzw. Antikörper und Komplement (Hepatitis? Enzephalitis?)
Entstehung von Virus-Immunglobulin-Komplexen	Immunkomplexerkrankungen (Vaskulitis, Nephritis)
Freisetzung von Mediatoren durch Immunkomplexe bzw. zellgebundene allergische Reaktionen	Lokale Entzündungen, Kreislaufreaktionen
Infektion immunkompetenter Zellen	Immundefekte, Autosensibilisierungen

Die pathogenen allergischen Mechanismen stehen ganz eindeutig im Vordergrund bei der Mehrzahl der Wurmerkrankungen. Sie werden im allgemeinen durch nicht vermehrungsfähige Formen der Würmer ausgelöst — nicht selten erst, wenn diese abgestorben sind. Dabei sind schützende Effekte dieser immunologischen Reaktionen keineswegs erwiesen. Die wichtigsten Manifestationen sind auf Immunkomplexreaktionen zurückzuführen (bis hin zum Vollbild der Serumkrankheit) bzw. Lokalreaktionen des zellgebundenen Typs, die zu mehr oder weniger ausgedehnten Granulomatosen führen. Bei der Schistosomiasis z. B. können die Granulome 100mal größer als das auslösende Agens sein und ausgedehnte Fibrosierungen nach sich ziehen. Ähnliches gilt auch für die Filariose, *Larva migrans* und z. T. auch die Trichinose. Eine Sonderstellung nehmen die atopischen Sensibilisierungen ein. Infektionen mit *Ascaris lumbricoides* kann z. B. zu Urtikaria, Asthma bronchiale u. a. atopischen Manifestationen führen, die Ruptur einer Echinokokkuszyste einen tödlichen anaphylaktischen Schock auslösen.

Reaginbedingte Mechanismen können in der Asthmapathogenese eine Rolle spielen (bakteriell-allergisches Asthma, allergische bronchopulmonale Aspergillose). Immunkomplexmechanismen haben in den letzten Jahren zunehmende Beachtung gefunden. Sie entwickeln sich vor allem, wenn das für die effektivste Infektabwehr entscheidende Verhältnis zwischen zellgebundener und humoraler Sensibilisierung gestört ist. Eine Abschwächung der zellgebundenen Immunreaktion führt zu einem protrahierten Verlauf der Infektion mit stärkerer Erregervermehrung. Bei intakter Antikörperproduktion entstehen mehr oder weniger reichlich pathogene Immunkomplexe (s. S. 72) mit Manifestationen als Vaskulitis, Nephritis, Neuritis, Iridozyklitis u. a. m. Solche Situationen wurden z. B. bei Kandidiasis, Malaria, Lepra, Syphilis, vor allem aber bei Virusinfektionen nachgewiesen. Sie könnten die Ursache der ätiologisch meist unklaren Immunkomplexnephritiden sein. Auch beim Lupus erythematodes spielt dies eine Rolle.

Bei der Tuberkulose ist die zellgebundene Sensibilisierung entscheidend für die Überwindung der Infektion. Eine überschießende Reaktion kann jedoch zu ausgedehnten Infiltrationen, u. U. sogar zu Nekrosen und Einschmelzungen führen.

In der Veränderung der immunologischen Reaktionsfähigkeit kann auch eine Ursache der *„slow virus"-Infektionen* liegen: Die klassischen (bisher bekannten?) Virusinfektionen verlaufen akut (z. B. Masern, Poliomyelitis, Varizellen). In zunehmendem Maß werden aber auch chronisch verlaufende identifiziert, z. B. die chronisch-persistierende Hepatitis oder bestimmte Verlaufsformen der Zytomegalie. Bei den eigentlichen slow virus-Infektionen liegt die Ursache des protrahierten Verlaufes auch in der veränderten immunologischen Reaktionsfähigkeit des Organismus. So ist die subakute sklerosierende Panenzephalitis Folge einer solchen atypisch verlaufenden Infektion durch das Masern- oder ein ihm nahe verwandtes Virus. Weitere slow virus-Infektionen sind die Jakob-Creutzfeldtsche Erkrankung und Kuru.

Möglich ist die „slow virus"-Genese der Multiplen Sklerose, der progressiven multifokalen Leukoenzephalopathie (tritt gehäuft unter immunsuppressiver Therapie auf!), des Lupus erythematodes, der Rheumatoidarthritis und mancher Formen der Glomerulonephritis. Vermutet, aber vorerst spekulativ sind solche Zusammenhänge z. B. bei der amyotrophen Lateralsklerose, dem Diabetes, dem M. Parkinson, gewissen hämolytischen Anämien, der Colitis ulcerosa und der Psoriasis.

2.1.3.2. Autosensibilisierungen im Gefolge von Infektionskrankheiten s. S. 163

2.1.4. Immundiagnostik bei Infektionskrankheiten

Bei der überragenden Bedeutung der Immunreaktionen für den Ablauf der Infektionskrankheiten spielt die Immundiagnostik eine wichtige Rolle. Der Nachweis von Immunphänomenen in vitro ist die Aufgabe der Medizinischen Mikrobiologie. In der Klinik hat die i.c.-Testung eine gewisse Bedeutung.

Urtikarielle Sofortreaktionen werden vor allem bei Wurminfektionen beobachtet. Auch Bakterien und Pilze können Sofortreaktionen auslösen (Asthma bronchiale). *Arthus-Reaktionen* können nach Infektionen durch Bakterien und thermophile Aktinomyzeten (allergische

Tabelle 2

Immunotherapie bei Infektionskrankheiten

Erkrankung/Erreger	aktiv			passiv		
	Lebend-vakzine	Tot-vakzine	Toxoid	Serum/Globulin Mensch	Tier	Transfer-faktor
Bakterien						
Diphtherie			+		+	
Tetanus			+	+	+	
Botulismus					+	
Gasbrand					+	
Keuchhusten		+		(+)		
Typhus	+	+				
Cholera		(+)				
Tuberkulose	+					(+)
Pseudomonas		(+)		(+)		
Shigellen		(+)				
Hämophilus B					+	
Lepra						(+)
Viren						
Tollwut	+			+	+	
Poliomyelitis	+	(+)		(+)		
Masern	+	–		+		(+)
Röteln	+			(+)		
Mumps	+	(+)		(+)		
Pocken	+			(+)		(+)
Influenza	(+)	+				
Hepatitis				+		
Varizellen, Zoster				(+)		(+)
Pilze						
Kandidiasis						(+)
Kokzidioidomykose						(+)

Erläuterungen

+ bewährt

(+) nicht zuverlässig bzw. in Entwicklung

– kontraindiziert

Alveolitis s. S. 94) auftreten, aber auch in vielen anderen Fällen, in denen ein Zusammenhang mit pathogenen Immunreaktionen nicht sicher ist. Größere Bedeutung haben *verzögerte Reaktionen*, die nicht nur bei Tuberkulose, sondern auch Streptokokkeninfektionen, Diphtherie, Lepra, Bruzellose, Mumps und Pilzinfektionen diagnostische Aussagen erlauben.

2.1.5. Immunprophylaxe und Immuntherapie von Infektionskrankheiten

Immunität kann aktiv oder passiv erzeugt werden. Im ersteren Fall wird sie im Organismus selbst induziert, im letzteren werden die Immunreaktanden (Antikörper oder sensibilisierte Lymphozyten bzw. Transfer-Faktor) von sensibilisierten Personen übertragen (s. Tab. 2). Während für die Immunprophylaxe sowohl die aktive als auch die passive Immunisierung geeignet ist, kommt für die Immuntherapie in der Regel nur die aktive in Frage.

2.1.5.1. Passive Immunisierung

Der Vorteil dieser Form liegt darin, daß die Immunreaktanden sofort wirksam werden können — eine Voraussetzung, die für die therapeutische Anwendung in der Regel erfüllt sein muß. Der Nachteil besteht darin, daß durch den natürlichen Abbau bzw. den Verbrauch im Rahmen der Abwehrmechanismen der Schutz nur befristet ist und sich eine Sensibilisierung durch die körperfremden Substanzen entwickeln kann.

2.1.5.1.1. Passive Immunisierung mittels Antikörper bzw. Antiserum

a) *Homologe Antikörper:* Eine passive Immunisierung erfolgt während der Schwangerschaft durch den Transport von Antikörpern des IgG-Typ von der Mutter zum Feten.

In analoger Weise können γ-Globuline zur Substitution angewendet werden. Der Infektionsschutz beschränkt sich selbstverständlich auf das Spektrum der im Serum vorhandenen Antikörper. Auf Grund einer verbreiteten Immunität kann aber gepooltes γ-Globulin gezielt zur Prophylaxe z. B. der Hepatitis A und der Masern, mit Einschränkungen auch der Röteln, der Hepatitis B, des Zoster und der Varizellen eingesetzt werden. Bei therapeutischer Indikation sind dagegen Seren vorzuziehen, die einen hohen spezifischen Antikörpertiter aufweisen (z. B. in der Rekonvaleszenz bzw. nach aktiver Immunisierung). So stehen z. B. Tetanus-Antitoxin vom Menschen zur Verfügung, z. T. auch Globulin- bzw. Plasmafraktionen mit Antikörpern gegen Pockenvirus, Pseudomonas, Pertussis, Mumps sowie Zoster bzw. Varizellenvirus.

b) *Heterologe Antikörper:* Heterologe Antikörper wurden erstmals von v. BEHRING in der Behandlung der Diphtherie eingesetzt. Wegen der Gefahr der Serumkrankheit und anaphylaktischer Reaktionen bedarf aber ihre Anwendung einer immer wohlüberlegten Indikationsstellung (s. S. 110). Unter der Vielzahl heterologer Antiseren haben vor allem die gegen Tetanustoxin, Diphtherietoxin, Botulismustoxin und Schlangengifte weiterhin Bedeutung.

2.1.5.1.2. Passive Immunisierung durch Übertragung sensibilisierter Lymphozyten

Die Übertragung von Lymphozyten setzt Histokompatibilität voraus (s. S. 135). Vorteilhafter dürfte deshalb die Anwendung des Transferfaktors sein, wenn auch noch viele Fragen offen sind. Er wurde vor allem bei erregerspezifischen oder allgemeinen Defekten der zellgebundenen Sensibilisierung — z. T. mit erstaunlichen Erfolgen — angewendet, so z. B. bei Virusinfektionen (generalisierter Vakzinia, Masernpneumonie = Riesenzellpneumonie), subakuter sklerosierender Panenzephalitis,

Herpes neonatorum, bakteriellen Infektionen (lepromatöser Lepra, Miliartuberkulose) und Pilzerkrankungen (disseminierter mukokutaner Kandidiasis, Kokzidioidomykose). Voraussetzung ist eine entsprechende Immunität des Spenders.

2.1.5.2. *Aktive Immunisierung*

Ziel der aktiven Immunisierung ist die Auslösung der immunologischen Primärreaktion im Organismus. Der dadurch erworbene Schutz beruht weniger auf dem Vorhandensein entsprechender Immunreaktanden als auf der Fähigkeit, bei erneutem Kontakt sehr rasch und massiv zu reagieren (Sekundärreaktion). Die aktive Sensibilisierung kann induziert werden (s. Tab. 2) durch

a) *Toxoide:* Dies ist vor allem indiziert bei Infektionen, deren Erreger durch Exotoxine pathogen sind (Diphtherie, Tetanus, Botulismus). Voraussetzung ist deren Entgiftung (Toxoid) bei erhaltener Immunogenität. Meist wird dies durch Einwirkung von Formaldehyd erreicht.

b) *Totvakzinen:* Ihr Vorteil besteht darin, daß sie mit Sicherheit keine Infektion auslösen und entsprechende Mengen an Impfstoff auf Vorrat hergestellt werden können. Da die Erreger nicht vermehrungsfähig sind, ist der Antigenreiz beschränkt und befristet. Oft wird er deshalb durch Adjuvantien intensiviert und prolongiert.

c) *Lebendvakzinen:* Voraussetzung für die Anwendung dieser Vakzinen ist die Abschwächung der Erreger in einem Maße, das Erkrankungen unmöglich macht. Die entscheidenden Vorteile der Lebendvakzinen liegen darin, daß sich der Erreger im Organismus vermehren und ausbreiten kann. Der immunologische Stimulus ist dadurch wesentlich kräftiger und bezieht auch die für die Abwehr besonders wichtige Schleimhaut mit ein. Dies ist z. B. der Grund dafür, daß bei der Choleraimpfung nur in etwa 50% ein zuverlässiger Schutz zu erzielen ist und selbst klinisch nicht Erkrankte zum Keimträger werden können (Fehlen der „Koproantikörper" in der Darmwand). Andererseits bergen diese Lebendvakzinen die Gefahr der Virulenzsteigerung und können dann auch klinische Manifestationen auslösen.

2.2. *Tumorimmunologie*

Schon Ehrlich maß um die Jahrhundertwende speziellen Schutzmechanismen eine Bedeutung in der Verhinderung von Tumorentstehung und -wachstum bei. Mit der Entwicklung der Immunologie mehrten sich die Vermutungen, daß vor allem das Immunsystem mit seiner erstaunlichen Differenzierungsfähigkeit (Antigenerkennung) und seinen ebenso selektiven wie wirksamen Eliminationsmöglichkeiten (Zytolyse) eine solche Funktion haben könnte. Burnet entwickelte die Theorie der Immunüberwachung (immune surveillance). Die Ansichten über die Bedeutung dieses Mechanismus gehen allerdings selbst in der Gegenwart noch weit auseinander.

2.2.1. *Antigenstruktur der Tumoren*

Als Ausdruck der Entdifferenzierung kann es zum Verlust normalerweise vorhandener Antigene der Tumorzellen kommen. Dies hat natürlich keine immunologischen Konsequenzen. Wesentlich bedeutsamer ist das Auftreten neuer, körperfremder Antigene. Im Tierexperiment unterscheiden sich virusinduzierte Tumoren grundsätzlich von chemisch-induzierten. Während erstere Antigenverwandtschaften zu allen anderen, durch dasselbe Virus ausgelösten Tumoren erkennen lassen (Virus- bzw. virusinduzierte Antigene), enthalten die letzteren (selbst in Inzuchtstämmen) sehr unterschiedliche Neuantigene. Da die in Tumoren neu auftretenden

Antigene im Prinzip Transplantationsreaktionen auslösen können, bezeichnet man sie als tumorspezifische Transplantationsantigene (TSTA).

Die Kenntnisse bei menschlichen Tumoren sind noch fragmentarisch. Man unterscheidet:

a) Antigene, die normalerweise während der Fetalperiode auftreten, z. B. α_1-Fetoprotein (s. Tab. 3), α_2-, β-

Tabelle 3

Nachweis von α_1-Fetoprotein im Serum (modifiziert nach LEHMANN)

	Doppel-diffusion	Über-wanderungs-elektrophorese	passive Hämagglutination, Radioimmunassay
primäres Leberzellkarzinom	50–70%	75–80%	95–100%
Teratoblastom (< 15 Jahre)	80%	90%	
Teratoblastom (> 15 Jahre)	15–20%	20–25%	
andere maligne Tumoren	< 1%	< 1%	10–45%
benigne Lebererkrankungen	< 0,2%	< 0,5%	10–25%
Normalpersonen	0%	0%	0%

und γ-Fetoprotein (in etwa 10% bei verschiedenen Karzinomen, Sarkomen und Leukämien), CEA (colon embryogenic antigen; s. Tab. 4), ferner fetale Sulfoglykoproteine (bei Magenkarzinomen), T-Globulin, Regan-Iso-Enzym (vor allem bei gynäkologischen Tumoren) sowie karzinofetale Gliaantigene. Ursächlich werden die Persistenz und Aktivierung fetaler Zellen bzw. analoge Derepressionen im subzellulären Bereich vermutet. Mit empfindlichen Methoden konnte indessen gezeigt werden, daß diese Antigene in sehr geringen Konzentrationen auch bei Gesunden nachzuweisen sind, in höheren Konzentrationen auch bei Entzündungen. Da sie Kontakt mit dem Immunsystem während dessen Entwicklung hatten, ist eine Immuntoleranz zu erwarten und kein Ansatzpunkt für die Immunabwehr. Tatsächlich sind entsprechende AK sehr selten — abgesehen vom CEA. CEA-AK fanden sich bei Kolonkarzinomen in 52—70%, doch sind Kreuzreaktionen nicht ausgeschlossen.

Tabelle 4

Vorkommen des „Colon Embryogenic Antigen" (CEA) nach LEHMANN

	Häufigkeit des CEA-Nachweises bei verschiedenen Serumkonzentrationen (in %)				
	n	> 2,5 ng/ml	> 5 ng/ml	> 10 ng/ml	> 20 ng/ml
Kolonkarzinom (gesamt)	734	73	53	41	25
— lokal (Dukes A)	11	36	0	0	0
— groß, lokale Metastasen (Dukes B_1, B_2, C_1)	67	60	35	25	10
— Fernmetastasen (Dukes C_2)	40	83	68	60	40
entzündliche Darmerkrankungen	315	35	14	6	1
Polypen	150	24	7	2	0,6
Magenkarzinom	65	80	37	31	15
Ulcera (ventriculi et duodeni)	105	32	11	2	0
Pankreaskarzinom	64	89	56	43	31
Pankreatitis	42	43	12	0	0
Bronchialkarzinom	160	77	59	36	22
Mammakarzinom	161	61	30	24	19
Prostata- und Blasen-Karzinom	129	39	24	16	13
alkoholische Leberzirrhose	154	58	25	5	2
Normalpersonen	1000	9,4	1,3	0,1	0

b) Neuantigene: Die Mehrzahl der Tumoren des Menschen — vielleicht sogar alle — besitzen tumorspezifische Antigene. Sie wurden z. B. nachgewiesen beim Burkitt-Lymphom, bei Skelett- und Weichteilsarkomen, malignem Melanom, Neuroblastom, Retinoblastom, Chorionepitheliom, Hypernephrom, Kaposi-Sarkom sowie Karzinom von Mamma, Prostata, Schilddrüse, Kolon und Lunge. Zwischen Tumoren gleichen histologischen Aussehens konnten Kreuzreaktionen nachgewiesen werden. Auch Primärtumor und Metastasen weisen — mit gewissen Variationen — die gleiche Antigenstruktur auf. Neben diesen tumorspezifischen scheinen aber auch individualspezifische Tumorantigene vorhanden zu sein.

Von praktischer Bedeutung ist die Unterscheidung von Antigenen, die an der Zelloberfläche lokalisiert sind, von solchen, die sich im Zellinneren finden. Erstere (z. B. TSTA) spielen bei der Immunabwehr eine Rolle, letztere können allenfalls diagnostische Bedeutung haben (Ag- bzw. AK-Nachweis).

2.2.2. Immunreaktionen gegen Tumoren. Immunüberwachung.

Im Tierexperiment können Tiere mit Tumoren von genetisch identischen Tieren immunisiert werden. Sie sind dann resistent gegenüber der Transplantation desselben Tumors. Der so erzeugte Schutz ist mit Lymphozyten übertragbar. Er ist nicht absolut und kann z. B. von Tumorgewebe mit besonders hoher Proliferationstendenz überwunden werden.

Für die Bedeutung immunologischer Mechanismen auch beim Menschen sprechen eine Reihe von Beobachtungen, so z. B.

a) Spontanregressionen: Sie können nicht unbesehen Immunreaktionen zugeschrieben werden. Doch ist auffällig, daß sie vorzugsweise bei jenen Tumoren eintreten, bei denen die Existenz tumorspezifischer Antigene und entsprechender Immunreaktion gesichert wurden (Neuroblastom, Melanom, Choriokarzinom, Adenokarzinom der Niere).

b) Die Beziehung zwischen dem Ausmaß der mononukleären Umgebungsreaktionen und dem Tumorwachstum bzw. der Lebenserwartung des Tumorträgers.

c) Die Altershäufigkeit der Tumoren: Die entscheidende Rolle spielen zweifellos die Summation bzw. Wirkzeit karzinogener Noxen, doch ist die altersabhängige Abschwächung der Immunreaktionen nicht zu vernachlässigen.

d) Die Häufigkeit von Tumoren unter Immunsuppression bzw. bei Immundefektkrankheiten: Unter den Immunkrankheiten gehen vor allem die T-Zelldefekte mit erhöhtem Tumorrisiko einher. Bei der Ataxia teleangiectasia finden sie sich in 7–20%, beim Wiskott-Aldrich-Syndrom in 12%, bei Hypogammaglobulinämie in 4,6%, aber auch beim Chediak-Higashi-Syndrom in 22% (Hinweis auf die Bedeutung der Phagozytose). In etwa 80% handelt es sich zwar um Tumoren des lymphoretikulären Systems, aber auch die epithelialen Tumoren sind 10–100fach häufiger. Der Einfluß der medikamentösen Immunsuppression wurde vor allem bei Transplantatempfängern analysiert. Die Tumorgefährdung steigt auf das 80–150fache an. Die zugrunde liegenden Mechanismen sind sehr komplex. Neben der Beeinträchtigung der Immunüberwachung kann auch die Infektanfälligkeit (onkogene Viren) und die Antigenstimulation (Häufung von Tumoren des lymphoretikulären Systems) eine Rolle spielen.

e) Die Beziehungen zwischen immunologischer Reaktionsfähigkeit und Tumoren (s. S. 40).

Die Bedeutung der Immunüberwachung steht so außer Zweifel, wenn auch entscheidende Fragen offen sind. Es erhebt sich dann aber die Frage, welche Mechanismen verantwortlich dafür sind, daß neoplastische Zellen dieser Überwachung entgehen können. Nach Klein können sowohl Wirtsfaktoren als auch besondere Eigenschaften der Tumorzellen bedeutsam sein.

2.2.2.1. *Wirtsfaktoren*

2.2.2.1.1. *Immundefekte*

Der Einfluß massiver Defekte wurde oben erörtert. Zahlenmäßig bedeutsamer dürften jedoch geringfügigere Veränderungen der immunologischen Reaktionsfähigkeit sein. Die Methoden zu ihrer Erfassung sind S. 219 angegeben. Entsprechende Untersuchungen ergaben keine völlig übereinstimmenden Ergebnisse. Die Fähigkeit zur AK-Produktion ist höchstens in Finalstadien beeinträchtigt. Dagegen fanden sich statistisch gesicherte Zusammenhänge zwischen der Tumorprognose und der Fähigkeit zu zellgebundenen Immunreaktionen, z. B. der DNCB-Sensibilisierbarkeit (s. Abb. 3) oder der PHA-Stimulation in vitro. Die Ergebnisse sind jedoch in hohem Maße von der Tumorart abhängig und erlauben nur beschränkte Aussagen im Einzelfall. Vereinzelt fanden sich auch Hinweise auf zirkulierende allgemeine Inhibitoren.

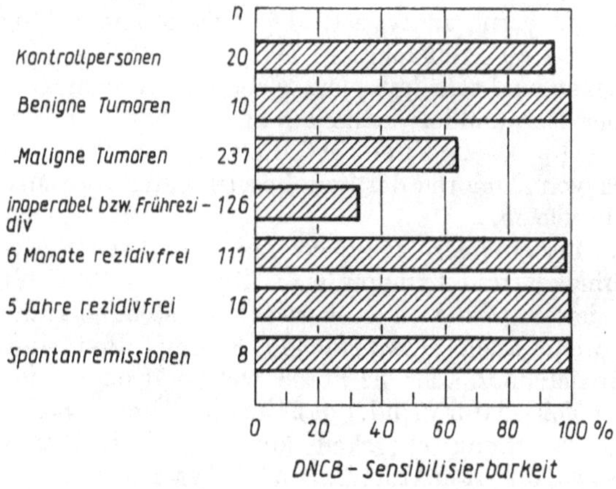

Abb. 3. DNCB-Sensibilisierbarkeit und Tumorprognose (nach MORTON et al.)

2.2.2.1.2. *Immuntoleranz*

Im Gegensatz zu generellen Defekten sind hier antigenspezifische Unfähigkeiten zur Immunreaktion einzuordnen. Die Prognose ist im allgemeinen um so günstiger, je ausgeprägter die zellgebundene Reaktion ist. Vieldeutiger ist das Verhalten zirkulierender AK. Im allgemeinen ist ein Titeranstieg nach therapeutischen Maßnahmen ein günstiges prognostisches Zeichen. Solche Reaktionen wurden vor allem bei Sarkomen und Melanomen gefunden, aber auch z. B. bei Kolon-, Schilddrüsen-, Magen-, Kehlkopf-, Speicheldrüsen- und Blasenkarzinomen. Die Mechanismen, die zur Immuntoleranz führen können, sind noch weitgehend unklar (Antigenüberschwemmung im Sinne einer high zone-Toleranz?). Die Abgrenzung von Enhancementeffekten ist oft schwierig.

2.2.2.1.3. *Enhancementeffekte*

Die große Bedeutung dieser Blockadeeffekte zeigt sich darin, daß bis zu 80% der Patienten mit wachsenden Tumoren blockierende Faktoren im Serum aufwiesen gegenüber etwa 20% der Vergleichsgruppe ohne wesentliches Tumorwachstum. Solche blockierenden Effekte können im Prinzip von Ag, AK und Immunkomplexen ausgehen. Ag-Effekte sind vor allem in jenen Fällen anzunehmen, in denen die blockierenden Effekte an die Anwesenheit des Tumors gebunden sind. Im Serum finden sich keine freien AK, mit empfindlichen Methoden jedoch Ag-AK-Komplexe, die gelegentlich auch im Gewebe (z. B. Niere) abgelagert werden. Der Enhancementmechanismus ist noch unklar. Am wahrscheinlichsten ist, daß der Ag-Anteil Lymphozytenrezeptoren blockiert. Das Auftreten deblockierender Serumfaktoren nach Entfernung des Tumors findet eine Erklärung darin, daß sich nun ein AK-Überschuß entwickelt.

Blockadeeffekte wurden beim Burkitt-Lymphom, bei Sarkomen, Chorionepitheliomen, Neuroblastomen, Mammatumoren und malignen Melanomen nachgewiesen.

2.2.2.2. *Tumorfaktoren*

2.2.2.2.1. *Geringe Immunogenität*

Aus Analogieschlüssen muß gefolgert werden, daß dieser Faktor von besonderer Bedeutung ist. Nur jene mutierten bzw. auf andere Weise veränderten Zellen, die auf Grund ihrer geringen Immunogenität nicht als körperfremd erkannt werden, entgehen der Immunabwehr. PREHN äußerte sogar die Ansicht, daß die Suche nach Immunreaktionen bei Tumorkranken wenig Aussicht auf Erfolg habe, da es sich ja um eine negative Auslese handele. So wird verständlich, daß die „Spontantumoren" von Tier und Mensch im allgemeinen von geringerer Immunogenität sind. Auch sekundär kann es zum „Antigenverlust" kommen (s. unten).

2.2.2.2.2. *Immunresistenz*

Dieser Terminus kommt ebenfalls aus dem Tierexperiment. Er besagt, daß in Tumoren, die unter der Einwirkung von Immunmechanismen stehen, nicht aber vollständig eliminiert werden können, jene Zellen ausgelesen werden, die die geringste Anfälligkeit für den Immunangriff zeigen. Eine wesentliche Rolle scheint die Verringerung der tumorspezifischen Antigene an der Zelloberfläche zu spielen (Maskierung oder tatsächliche Verringerung). Ein klinisches Beispiel ist das Burkitt-Lymphom. Unbehandelte Tumoren haben kein oder kaum Ig an ihrer Oberfläche, im Gegensatz zu Tumorrezidiven nach Chemotherapie, die zugleich wesentlich therapieresistenter (blockierende AK) sind.

2.2.2.2.3. *„Vorbeimogeln" (sneaking through)*

Dieser Terminus wurde für die Beobachtung geprägt, daß im Tierexperiment mittelgroße Tumortransplantate u. U. abgestoßen werden, während sehr kleine angehen und wachsen. Offensichtlich können sich Zellen unter besonderen Bedingungen eine gewisse Zeit vermehren, ohne daß es zur Immunreaktion kommt. Setzt sie dann ein, kann es zu spät sein. Eine wesentliche Rolle scheint die Lokalisation zu spielen.

2.2.2.2.4. *Proliferationstendenz*

Ihre besondere Bedeutung liegt auf der Hand. Je höher die Proliferationstendenz ist, um so größer ist auch die Chance, die Immunabwehr zu überwinden.

Alles in allem zeichnet sich so ein sehr kompliziertes Wechselspiel zwischen Tumorwachstum und Immunabwehr ab. Es kann zu zellulärer wie auch humoraler Sensibilisierung kommen. Die erstere ist im allgemeinen von größerer Bedeutung für die Tumorabwehr. Sehr unterschiedliche Effekte kann dagegen die AK-Bildung haben:

a) Zytotoxische Effekte können über die C-Aktivierung (s. S. 69) wie auch über die AK-vermittelte zelluläre Zytotoxizität (s. S. 89) ausgelöst werden.

b) Enhancementeffekte können von nicht-zytotoxischen AK, vor allem aber Ag-AK-Komplexen, ausgehen.

Gewisse tierexperimentelle Ergebnisse sprechen dafür, daß u. U. die Immunreaktion auch das Tumorwachstum stimulieren kann (s. S. 88).

2.2.3. *Immundiagnostik bei Tumoren*

Immunologische Methoden können im wesentlichen mit 3 Zielstellungen eingesetzt werden

a) zur Diagnostik und Verlaufsbeobachtung (vor allem durch den Ag-Nachweis s. S. 36),

b) zur Beurteilung der Prognose (Nachweis spezifischer Sensibilisierungen und/oder der unspezifischen immunologischen Reaktionsfähigkeit),

c) zur Überwachung der Immuntherapie.

2.2.3.1. Nachweis tumorspezifischer Antigene

In dem Maße, in dem tumorspezifische Ag identifiziert werden, können sie auch in die Diagnostik einbezogen werden. Klinisch bedeutsam ist vor allem der Nachweis der CEA (s. Tab. 4) und des α_1-Fetoprotein (s. Tab. 3).

2.2.3.2. Nachweis von Immunreaktionen

2.2.3.2.1. Spezifische Immunreaktionen

Die Beziehungen zur Prognose machen diese Untersuchungen besonders wertvoll. Eine verbreitete Nutzung in der Praxis scheitert vorerst an der unzureichenden Kenntnis der Tumorantigene. Herangezogen werden Tumorextrakte (die nicht notwendigerweise die entscheidenden Ag enthalten), Homogenate von Tumorgewebe oder auch Zellkulturen (die aufwendig sind und mit Ag-Veränderungen einhergehen können). Die Interpretation des AK-Nachweises (Zytotoxizitätstests, KBR, IF, indirekte Hämagglutination, RIA) muß wegen der unterschiedlichen Effekte der AK in vivo zurückhaltend erfolgen. Wertvoller ist der Nachweis einer zellgebundenen Sensibilisierung (I.c.-Test, Zytotoxizitätstest, Koloniehemmtest, LTT, Makrophagen- bzw. Leukozyten-Migrationshemmtest). Durch geeignete Kontrollen muß der Einfluß von Histokompatibilitätsunterschieden ausgeschlossen werden. Auch diese Ergebnisse sind nicht ohne weiteres auf die Verhältnisse in vivo zu übertragen (Interferenz von Enhancementmechanismen).

Der Nachweis von Immunreaktionen ist insgesamt

jedoch mit einer günstigeren Prognose verbunden. Bemerkenswert ist, daß analoge Immunphänomene gehäuft auch in der Verwandtschaft und in gewissem Prozentsatz auch bei anderen klinisch Gesunden nachzuweisen sind (z. B. Skelett- und Weichteilsarkome, Melanom; Hinweis auf infektiöse Genese?)

Der praktische Wert immunologischer Untersuchungen ist jedoch noch beschränkt. Ideal wäre eine Methode, die

a) einfach durchführbar und damit auch für kleinere Einrichtungen bzw. Screening-Untersuchungen geeignet ist,

b) maligne Tumoren generell und unabhängig von ihrer Lokalisation und Morphologie erfaßt.

. Gelegentliche optimistische Publikationen wurden von Nachuntersuchern zu oft revidiert.

2.2.3.2.2. *Allgemeine immunologische Reaktionsfähigkeit (Immunstatus)*

Der Nachweis einer intakten zellgebundenen Immunreaktion bzw. der entsprechenden Sensibilisierbarkeit ist ein prognostisch günstiges Zeichen, ohne jedoch im Einzelfall zuverlässige Aussagen zu erlauben. Die in Frage kommenden Methoden sind S. 219 angegeben.

2.2.4. *Immuntherapie bei Tumorerkrankungen*

Ziel einer immunologischen Krebstherapie ist es, entweder die Immunabwehr in Gang zu bringen bzw. zu verstärken oder evtl. Hemmfaktoren zu beseitigen. Die Vorteile der Immunotherapie liegen darin, daß sie spezifisch ist, prinzipiell selbst einzelne Zellen eliminieren kann und die Lokalisation des Tumors keine entscheidende Rolle spielt. Allerdings dürfte es Illusion bleiben, ausgedehntere Tumoren allein mit immunologischen Mitteln zu beseitigen. Die Immuntherapie schließt sich deshalb in der Regel an die Beseitigung der Tumormasse mit anderen Möglichkeiten (Resektion, Bestrahlung) an. Vom Ansatzpunkt kann man unterscheiden:

2.2.4.1. *Passive Immunotherapie*

Hier sind vereinzelt Versuche einzuordnen, Serum von Patienten mit Spontanheilungen und hohem Titer zytotoxischer AK zu übertragen. Die Ergebnisse sind insgesamt enttäuschend. Eine Sonderform ist der Versuch mit deblockierenden Seren (s. S. 41). Erfolgversprechender sollte die Übertragung von Lymphozyten bzw. Transfer-Faktor sein. Hauptproblem ist die Gewinnung geeigneter Spender. Man hat u. a. Patienten mit gleichen Tumoren wechselseitig immunisiert mit anschließender Lymphozytenaustauschtransfusion. In 3–5% wurden vollständige, in 15–20% objektivierbare Teilremissionen erzielt. Wesentliche Fortschritte sind erst dann zu erwarten, wenn die aktive Sensibilisierung evtl. Spender ohne deren Gefährdung erfolgen kann (abgetötete Tumorzellen sind wenig immunogen!)

2.2.4.2. *Aktive Immunotherapie*

Sie geht davon aus, daß der sich entwickelnde Tumor im Wirtsorganismus keine maximale Immunstimulation auslöst. Man bemüht sich deshalb, Tumormaterial in einer Weise zu verändern oder zu applizieren, die es stärker immunogen macht. Da die tumorspezifischen Membranantigene noch kaum identifiziert sind, geht man in der Regel von Tumorzellen (autologes Gewebe, z. T. Zellkulturen) aus, die nicht mehr vermehrungsfähig sind (Bestrahlung, Mitomyzin usw.). Im Tierversuch konnte die Immunogenität durch Neuraminidase, Concanavalin A oder Kopplung an xenogene Antigene verstärkt werden. Der klinische

Wert dieser Methoden ist noch gering. Eine besondere Form der aktiven Immunisierung ist die Applikation H-Antigenhaltigen Materials (Leukozyten, Haut) vom Ehegatten beim Chorionepitheliom.

In einer Literaturübersicht über 573 Fälle, die mit einer „Tumorvakzine“ behandelt wurden, war dies in 60 erfolgreich. Nimmt man jedoch die Leukämien heraus, bleiben nur 18 objektivierbare Erfolge bei 498 Patienten. In neuerer Zeit ist allerdings eine Reihe kleinerer Serien mit z. T. erheblich höheren Erfolgsquoten, auch bei soliden Tumoren, publiziert worden.

2.2.4.3. Unspezifische Stimulation

Die Versuche, auf unspezifischem Wege die immunologische Tumorabwehr zu aktivieren, nutzen letztlich den Adjuvanseffekt gewisser Substanzen. Am verbreitetsten ist die Anwendung von BCG. Bei akuter Leukämie konnten durch BCG-Applikation auf die skarifizierte Haut nach Abschluß der üblichen zytostatischen Behandlung längere Überlebenszeiten erzielt werden. Die Gefahr, daß sich eine allgemeine BCG-Infektion entwickelt, scheint nicht allzu groß zu sein. In ähnlicher Weise wurden auch *Bordetella pertussis*, *Corynebakterium parvum*, PHA und Levamisol eingesetzt. Ein anderes Wirkungsprinzip dürfte der DNCB-Applikation auf Hautkarzinome zugrunde liegen. Entweder kommt es bei Reapplikation zur zellgebundenen allergischen Reaktion auf DNCB, bei der auch die Tumorzellen zugrunde gehen, oder aber das DNCB bindet sich als Helferdeterminante an Tumorantigen und lenkt auf diese Weise die Immunreaktion auf die Tumorzellen.

Nach dem derzeitigen Stand scheint eine Kombination von spezifischer und unspezifischer Stimulation im Anschluß an eine tumorverkleinernde Therapie am erfolgversprechendsten zu sein (s. Abb. 4). Dieser Trend zu immer komplexeren Programmen ist letztlich Ausdruck der immer noch unbefriedigenden Ergebnisse. Die wichtigsten Probleme, die vor einer qualifizierten Immuntherapie gelöst werden müssen, sind

a) exaktere Kenntnisse der entscheidenden Antigene und deren Isolierung in immunogener Form,

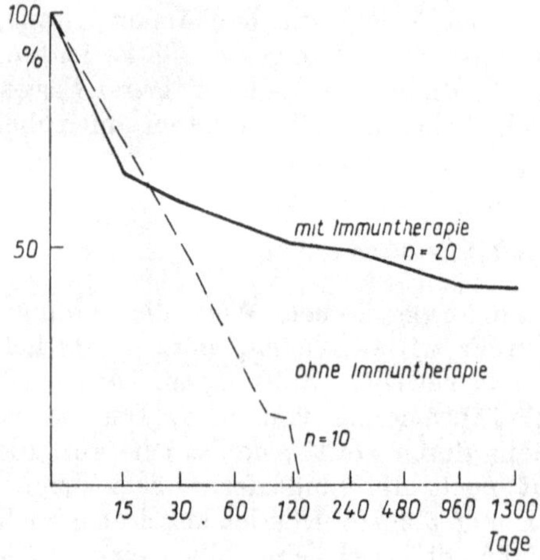

Abb. 4. Remissionsdauer nach Absetzen der Chemotherapie bei akuter Lymphoblasten-Leukämie (nach MATHE)

b) die gezielte Beeinflussung des Immunisierungsprozesses, die nachteilige Enhancementeffekte vermeidet.

Dies fordert, daß solche Maßnahmen nicht empirisch, unkontrolliert, sondern unter Überwachung der humoralen und zellulären Immunreaktionen erfolgt.

3. Pathogene Immunreaktionen

Pathogene Immunreaktionen werden oft als allergische Reaktionen zusammengefaßt. Diese Abgrenzung von pathogenen und schützenden Immunreaktionen ist problematisch, da die zugrunde liegenden Mechanismen identisch, die Übergänge fließend und gelegentlich sogar Kombinationen möglich sind. Dennoch hat sie sich in der Praxis bewährt. Eine gewisse Verwirrung resultiert daraus, daß nicht selten der Begriff „allergische Reaktion" auf die atopische Reaktion beschränkt wird. Die Einteilung kann nach der Herkunft des beteiligten Antigens erfolgen als Auto-, Iso- und Heteroimmunreaktion. Diese Einteilung wird auch den späteren Ausführungen zugrunde gelegt. Für das Verständnis wichtiger ist die Klassifikation nach der Art der beteiligten Immunmechanismen, die im wesentlichen auf GELL und COOMBS zurückgeht. Sie unterscheidet (s. Tab. 5):

Anaphylaktische (atopische, reaginbedingte) Reaktionen (Typ I): Bei ihr steht die Produktion von AK mit besonderer Zellaffinität (homozytotrope AK) im Vordergrund. Nach deren Zellbindung läuft bei Antigenkontakt eine zellständige Ag-AK-Reaktion ab, die zur Freisetzung der für die klinische Manifestation entscheidenden Mediatoren führt.

Zytotoxische Reaktion (Typ II): Die AK sind gegen Ag gerichtet, die primär oder sekundär (Adsorption) Bestandteil von Zellmembranen sind. Als Folge der Ag-AK-Reaktion kommt es unter Komplementaktivierung zu Zellschädigung und -untergang.

Immunkomplexreaktion (Typ III): Die Ag-AK-Reaktion (= Immunkomplexbildung) erfolgt primär unabhängig von Zellen im Interstitium bzw. Blut. Für die Manifestation sind Aktivierungen von Komplement und Granulozyten von besonderer Bedeutung.

Zellgebundene Immunreaktionen (Typ IV): Ihre Grundlage ist die Reaktion sensibilisierter T-Lymphozyten mit dem Ag. Neben unmittelbaren zytotoxischen Effekten spielen die Produkte der aktivierten Lymphozyten (Lymphokine) eine wesentliche Rolle.

Tabelle 5

Typen allergischer Reaktionen (ergänzt nach GELL und COOMBS)

Bezeichnung	Immunreaktand	Antigen	Hautreaktion	Klinische Beispiele	Bemerkungen
atopische (reaginbedingte, anaphylaktische Reaktion)	Reagine bzw. homozytotrope AK (IgE, IgG?)	meist exogen, oft ubiquitär	urtikarielle Reaktion nach 20 min	Pollenallergie, atopisches Asthma, anaphylaktischer Schock	Mediatoren der Mastzellen und Basophilen entscheidend
zytotoxische Reaktion	IgG, IgM	Oberflächenantigene	—	Immunhämatologische Erkrankungen, Transfusionsreaktionen	meist Komplement beteiligt
Immunkomplex-Reaktion	IgG, (IgM)	extrazellulär	Arthus-Reaktion nach 6—8 h	Serumkrankheit, Immunkomplexnephritis	Komplement- und Granulozytenaktivierung entscheidend
zellgebundene (zellvermittelte) Reaktion	sensibilisierter T-Lymphozyt	extrazellulär oder Oberfläche	Spät („Tuberkulin")-Reaktion nach 48 h	Kontaktsensibilisierung, Transplantatabstoßung	Lymphokine entscheidend, Übertragung durch Lymphozyten und Transfer-Faktor
stimulierende Reaktion	IgG, (T-Lymphozyten?)	Oberflächenantigene	—	Hyperthyreose (LATS)	Erregung von Zellrezeptoren
AK-abhängige zelluläre Zytotoxizität (ADCC)	IgG	Oberflächenantigene	—	chronisch-aggressive Hepatitis? Thyreoiditis?	Effektorzellen können Lymphozyten oder Makrophagen sein (Killerzellen)

Die Typen I–III sind durch AK ausgelöst. Sie werden deshalb auch als allergische Reaktionen vom humoralen Typ zusammengefaßt. Ihnen steht die zellgebundene (bzw. „zellvermittelte") Reaktion des Typ IV gegenüber. Die älteren Bezeichnungen als allergische Reaktionen vom Soforttyp bzw. verzögerten Typ treffen nicht das Wesentliche und können zu Mißverständnissen führen.

Mit der Erweiterung unserer Kenntnisse wurden Mechanismen identifiziert, die nicht in dieses Schema passen, deren Sonderstellung aber noch nicht allgemein akzeptiert ist:

Immunstimulation (Typ V): Durch die Immunreaktanden (vor allem AK) kommt es zur Aktivierung von Zellfunktionen.

Antikörperabhängige zelluläre Zytotoxizität (ADCC Typ VI): Im Gegensatz zum Typ II entfalten durch die AK aktivierte „Killerzellen" ohne Komplementbeteiligung die zytotoxischen Effekte. Von manchen Autoren werden beide Reaktionen dem Typ II zugeordnet.

Diese Einteilung darf nicht den Eindruck erwecken, daß bei den klinischen Krankheitsbildern nur einer dieser Typen ursächlich in Frage kommt. Kombinierte Reaktionen sind die Regel. An der anaphylaktischen Reaktion (im klinischen Sprachgebrauch) sind sowohl Reaktionen vom Typ I als auch III beteiligt, bei Autoimmunkrankheiten vor allem die Typen II und IV. Bei Arzneimittelallergie können alle 4 in Erscheinung treten.

Im Ablauf der pathogenen Immunreaktionen kann man mehr oder weniger deutlich 3 Phasen abgrenzen, deren Bedeutung allerdings von Fall zu Fall unterschiedlich ist:

– in der ersten (spezifischen) Phase läuft die eigentliche Immunreaktion zwischen Ag und AK bzw. sensibilisierten Lymphozyten ab,
– in der zweiten (unspezifischen, biochemischen) Phase

werden biologisch aktive Substanzen (Mediatoren) produziert bzw. freigesetzt,

- in der dritten (Manifestations-) Phase entwickeln sich die funktionellen und/oder morphologischen Folgen der Immunreaktion.

3.1. *Atopische (reaginbedingte, anaphylaktische) Reaktion (Typ I)*

Die hierher gehörenden Erkrankungen sind als Idiosynkrasien bereits im klassischen Altertum bekannt. Die wissenschaftliche Analyse setzte um die letzte Jahrhundertwende ein. RICHET und PORTIER unternahmen Immunisierungsversuche an Hunden mit toxischem Aalserum und Aktiniengiften. Statt der erwarteten (antitoxischen) Immunität entwickelten sich schwere Kreislaufreaktionen und eine auffällige Schutzlosigkeit (Anaphylaxie). Die Klärung der verantwortlichen biochemischen Mechanismen ist eng mit den Namen DALE und SCHULTZ verbunden. Da die klinischen Erscheinungen oft durch Substanzen ausgelöst werden, die völlig harmlos oder gar lebensnotwendig (z. B. Nahrungsmittel) sind, prägte COCA den Begriff „Atopie" (a topos = Unverstand). Die verantwortlichen AK wurden wegen ihrer besonderen Eigenschaften als „Reagine" bezeichnet. Erst Ende der 60er Jahre wurden sie durch die Untersuchungen von ISHIZAKA und JOHANSSON als IgE identifiziert. Heute werden die durch sie ausgelösten Erkrankungen als atopische oder reaginbedingte Erkrankungen zusammengefaßt. Die Bezeichnung anaphylaktische Reaktion ist vor allem in der experimentellen Immunologie gebräuchlich. In der Klinik kann sie mißverständlich werden, da mit Anaphylaxie ein akuter Zusammenbruch des Kreislaufes bezeichnet wird, der keineswegs immer bei allergischen Reaktionen des Typs vorhanden ist und zudem auch durch andere Immunreaktionen (Immunkomplexe, zytotoxische Reaktionen) ausgelöst sein kann.

3.1.1. Immunreaktanden

3.1.1.1. Antikörper

Die Besonderheit dieser Immunreaktion resultiert aus einer speziellen Zellaffinität der AK. Beim Menschen binden sie sich vor allem an Mastzellen und basophile Granulozyten. Bei Tieren wurden auch Bindungen an Thrombozyten und andere Zellen nachgewiesen. Die Bindung ist im Prinzip nur an Zellen derselben oder nahe verwandter Spezies möglich (homozytotrope AK). Dies unterscheidet sie z. B. von AK, die über die Fc-Rezeptoren u. U. auch über Speziesgrenzen hinaus gebunden werden können (heterozytotrope AK). Beim Menschen stehen die AK der *IgE*-Klasse ganz im Vordergrund. Erst kürzlich wurden homozytotrope IgG-AK geringer Konzentration nachgewiesen. Auch bei Tieren konnten 2 verschiedene Typen identifiziert werden (z. B. Meerschweinchen, Ratte, Maus).

Das IgE ist mit Werten zwischen 20 und 150 IU[1])/ml das Immunglobulin mit der niedrigsten Konzentration. Das Molekulargewicht liegt bei 200000 D. Die Struktur ist in Abb. 5 skizziert. Vom IgG unterscheidet es sich durch eine zusätzliche Domäne. Nach Erhitzen auf 56 °C verliert es seine Fähigkeit zur Zellbindung. Reduktionsvorgänge (Merkaptoäthanoleinwirkung) haben Auswirkungen auf die Antigenbindung, während die Zellbindung nicht in gleichem Maße beeinträchtigt wird. Die ε-Kette besteht aus 550 Aminosäureresten. Im Gegensatz zur μ-Kette fehlt ein C-terminales Nonapeptid. Eine weitere Besonderheit ist die S-S-Bindung innerhalb der ε-Kette. Subklassen wurden bisher nicht nachgewiesen. Das IgE des Menschen ist nahe verwandt dem analogen Immunglobulin von Affe, Hund und Ratte. Es kann agglutinieren, normalerweise wird diese Agglutinationsfähigkeit aber

1) 1 internationale Einheit entspricht etwa 2,42 ng

wegen der geringen Konzentration nicht nachweisbar. Reagine passieren die Plazenta nicht, so daß Kinder atopischer Mütter bei der Geburt nicht sensibilisiert sind. Auch die Blut-Liquorschranke ist für sie undurchlässig.

IgE wird vorzugsweise in den Schleimhäuten bzw. Schleimhaut-drainierenden Lymphknoten produziert. Die

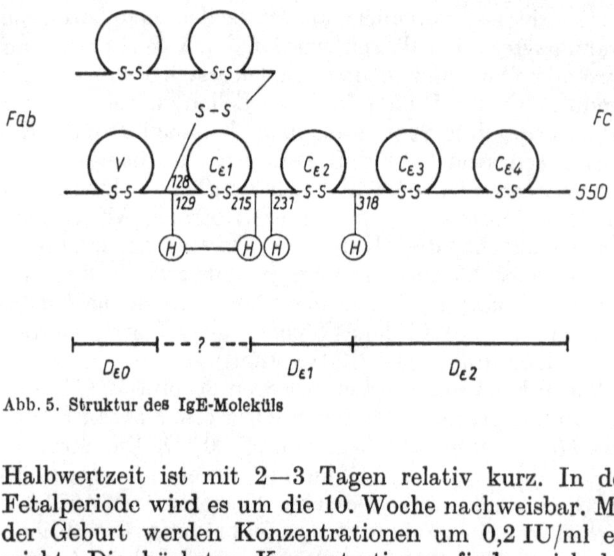

Abb. 5. **Struktur des IgE-Moleküls**

Halbwertzeit ist mit 2—3 Tagen relativ kurz. In der Fetalperiode wird es um die 10. Woche nachweisbar. Mit der Geburt werden Konzentrationen um 0,2 IU/ml erreicht. Die höchsten Konzentrationen finden sich bei Jugendlichen und jüngeren Erwachsenen mit 40—200 IU/ml. Im höheren Lebensalter findet sich ein geringer, aber signifikanter Abfall. In Sekreten (Nase, Bronchien) liegt die Konzentration relativ höher als die des IgG, erreicht aber normalerweise nur Werte zwischen 1 und 20 ng/ml. Geringe Mengen im Urin (< 1 ng/ml) stammen aus den ableitenden Harnwegen.

Erhöhte IgE-Konzentrationen finden sich

a) bei atopischen Erkrankungen: So z. B. bei atopischem Asthma, atopischer Rhinitis, atopischem Ekzem, aber z. B. auch bei allergischer bronchopulmonaler

Aspergillose. Die Konzentration ist abhängig von der Antigenexposition und deshalb bei ganzjähriger Erkrankung bzw. polyvalenter Sensibilisierung höher als etwa beim Heuschnupfen. Im allgemeinen sind die Konzentrationen auf das 4–12fache erhöht.

b) Wurmerkrankungen: Erhöhungen auf das 10 bis 20fache (u. U. bis 100000 ng/ml) finden sich bei Askaridiasis, Kapillariasis, Schistosomiasis, Ankylostomiasis, Trichinose sowie Infektionen durch Hakenwürmer und Toxocara. Auch die IgE-Vermehrung bei tropischer Eosinophilie ist wahrscheinlich durch Wurmbefall bedingt. Die z. T. extreme IgE-Vermehrung ist mit dem Adjuvanseffekt von Wurmbestandteilen auf die IgE-Produktion zu erklären. Die AK sind nicht nur gegen Wurmantigene gerichtet. Schützende Effekte der IgE-AK (Abtreibung der Würmer durch allergische Darmspasmen, vermehrte Transsudation zytotoxischer AK durch die entzündlich aufgelockerte Darmschleimhaut) sind nicht erwiesen. Die Normalisierungstendenz der IgE-Konzentration kann zur Therapiekontrolle herangezogen werden.

c) Sonstige Erkrankungen: Die höchsten Werte (bis 45 mg/ml) wurden beim sehr seltenen IgE-Plasmozytom ermittelt (bis 1974 6 Fälle). Mäßige Vermehrungen finden sich bei Lymphogranulomatose, T-Zell-Defekten, IgA-Mangel (Kompensationsvorgang?) und Wiskott-Aldrich-Syndrom. Vermehrungen bei malignen Tumoren und nephrotischen Syndromen wurden nicht von allen Nachuntersuchern bestätigt.

IgE-Mangel ist ausgesprochen selten und scheint ohne wesentliche klinische Folgen zu sein.

Die Bereitschaft zur IgE-Produktion ist z. T. genetisch fixiert, z. T. vom Kontakt mit entsprechenden Antigenen („atopische Allergene“) abhängig.

Homozytotrope IgG-AK: In den letzten Jahren wurden bei Menschen und Tieren auch homozytotrope AK des IgG-Typs in extrem niedriger Konzentration nachgewiesen. Ihre Konzentration scheint beim Atopiker höher zu sein als beim Nicht-

Atopiker, sie kommen aber auch ohne entsprechenden IgE-AK vor. Sie sind hitzestabil und merkaptoäthanol-resistent. Sie sensibilisieren die menschliche Haut nur für etwa 24 h, die Affenhaut nur für etwa 4 h (short term sensitizing; ST-S-AK). Sie wurden z. B. bei Milch- und Pollenallergie, Serumkrankheit sowie allergischen Reaktionen auf Tetanustoxoid und Vaskulitiden nach Streptokokkeninfektionen nachgewiesen. Sie binden sich an dieselben Rezeptoren wie die IgE-AK. Die Histaminliberation ist jedoch wesentlich geringer. Sie werden vor allem zur Deutung atopischer Reaktionen bei Fehlen von IgE-AK herangezogen.

3.1.1.2. Antigen

Die die atopischen Reaktionen auslösenden Ag werden im klinischen Sprachgebrauch meist als *Allergene (Atopene)* bezeichnet. Oft handelt es sich um ubiquitär verbreitete Substanzen. Bisher ist nicht sicher, ob sie sich von anderen Antigenen durch eine besondere Struktur auszeichnen. Sie müssen mindestens 2 identische Determinanten besitzen (anderenfalls kommt es zur Blockierung von AK-Rezeptoren); diese Determinanten müssen zudem einen für die Membranaktivierung optimalen Abstand haben. Die wenigen bisher analysierten Ag haben meist ein M zwischen 25000 und 40000 D. Niedermolekularere (z. B. Ragweedallergen 5) haben wahrscheinlich eine gestreckte Struktur. Sehr oft finden sie sich in komplexen biologischem Material, dessen eigentliches Antigen noch unbekannt ist. Neben Proteinanteilen scheinen Kohlenhydrate eine wesentliche Rolle zu spielen. Nach BERRENS sollen N-konjugierte Lysin-Zuckerbindungen die entscheidende Struktur darstellen. Sie können primär vorhanden sein oder im Verlaufe von Abbauvorgängen (Hausstaub, pflanzliche Bestandteile) entstehen.

In Ermangelung exakter Kenntnisse teilt man die Allergene vorerst nach praktischen Gesichtspunkten ein und unterscheidet

a) Inhalationsallergene, z. B. Pollen, Pilzsporen und andere pflanzliche Bestandteile, Epidermisbestandteile von Tier und Mensch, Milben, Industriestäube
b) Nahrungsmittelallergene
c) Arzneimittelallergene (s. S. 103)
d) Infektionserreger, Parasiten u. ä.

3.1.2. Mechanismus der allergischen Reaktion (s. Abb. 6)

3.1.2.1. Mechanismus der Zellbindung

Die für die Zellbindung maßgebliche Struktur ist in den Domänen $C_{\varepsilon 3}$ bzw. $C_{\varepsilon 4}$ lokalisiert. Eine wichtige Rolle soll das Pentapeptid Asp-Ser-Asp-Pro-Arg (AS 320-324

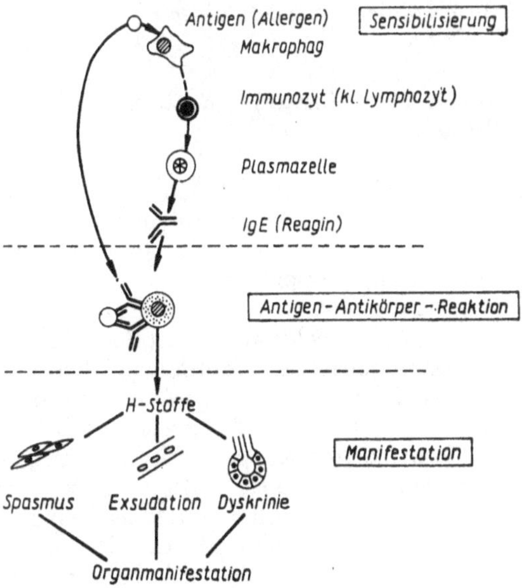

Abb. 6. Mechanismus der atopischen Reaktion

des IgE-Moleküls) spielen. Die Zellbindung erfolgt relativ rasch. Eine maximale allergische Reaktion kann aber erst nach etwa 50 h ausgelöst werden. Dieser Sensibilisierungsvorgang ist ein aktiver, temperaturabhängiger Prozeß. Die Bindung an Mastzellen von Affen ist wesentlich schwächer, zur Auslösung der PK-Reaktion ist die 30fache Menge AK erforderlich. Die Fähigkeit zur Zellbindung wird bei 56 °C zerstört, während die Fähigkeit zur Ag-Bindung erhalten bleibt. Die Lösung von Disulfidbindungen beeinträchtigt dagegen zuerst die Antigenbindung.

Die maximale Bindungskapazität der Mastzellen liegt zwischen 3 und $10 \cdot 10^4$ AK-Moleküle/Zelle. Normalerweise sind $1-4 \cdot 10^4$ Rezeptoren besetzt. Sichere Korrelationen zur Serumkonzentration wie auch eindeutige Unterschiede zwischen Atopikern und Nichtatopikern finden sich nicht. Unterschiede auch im biochemischen Bereich sind deshalb nicht ausgeschlossen.

3.1.2.2. Die Antigen-Antikörper-Reaktion und ihre Folgen für die Zelle

Im zeitlichen Ablauf kann man 3 Phasen unterscheiden:

a) Erregung von Membranrezeptoren durch die zellständige AAR,

b) biochemische Kopplungsprozesse,

c) Sekretionsvorgänge mit Freisetzung von Mediatoren.

Entscheidend ist die Reaktion des Antigens mit 2 benachbarten zellgebundenen IgE-Molekülen („Brückenbildung"). Bei über die gesamte Zelloberfläche verteilten Reaktionen wird mehr Histamin freigesetzt als bei der Vernetzung in Form polarer Kappen. Für die Erregung von Membranrezeptoren spielen entweder Wechselwirkungen zwischen den beiden AK oder mit der Komplexbildung einhergehende Deformierungen eine Rolle, u. a. die Entstehung sog. „hot spots" in kritischem Abstand zur Zellmembran. Dieses aktivierte Stadium hält nur wenige Minuten an. Bei Ca^{++}-Anwesenheit wird Histamin freigesetzt. Der Initialmechanismus der biochemischen Phase ist noch unklar (Eröffnung von Ca^{++}-„Kanälen", Aktivierung eines membrangebundenen Enzyms, Ver-

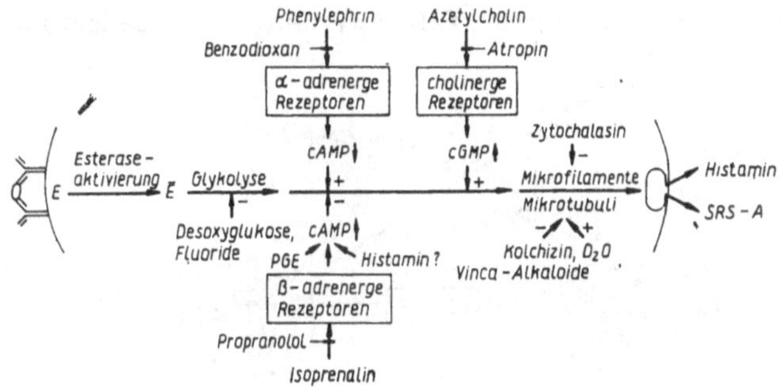

Abb. 7. Intrazelluläre Mechanismen der Mastzellendegranulation

ringerung der intrazellulären cAMP-Konzentration). Ihre Folgen sind

a) die Produktion bestimmter Mediatoren (z. B. SRS-A, Prostaglandine?),

b) die Freisetzung produzierter bzw. gespeicherter Mediatoren — im wesentlichen durch Exozytose.

Für die intrazelluläre Wanderung der Granula spielen Mikrotubuli und Mikrofilamente eine wesentliche Rolle. Der in der Abb. 7 skizzierte Ablauf ist sicher eine Vereinfachung eines wesentlich komplizierteren und untereinander vernetzten Wechselspieles. Die Mediatoren der anaphylaktischen Reaktion sind wahrscheinlich noch nicht vollständig bekannt. In der Pathogenese führen Histamin (vor allem akute Reaktionen) und SRS-A (protrahierter Verlauf). *Histamin* ist der wichtigste Bestandteil der Granula Basophiler und Mastzellen, aus denen es nach der Exozytose sehr rasch freigesetzt wird.

Die *slow reacting substance of anaphylaxis (SRS-A)* wird dagegen erst im Gefolge der AAR synthetisiert. Für die Inaktivierung scheint die Arylsulfatase der Eosinophilen eine Rolle zu spielen (s. Abb. 8). Die Bedeutung der *Prostaglandine* ist noch unklar. Da sie unterschiedliche, z. T. sogar entgegengesetzte Wirkungen auslösen, wird ein autoregulatorischer Effekt vermutet. Die Bedeutung

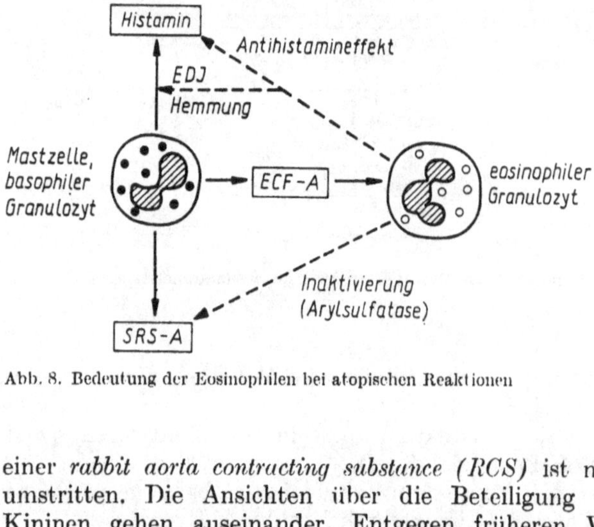

Abb. 8. Bedeutung der Eosinophilen bei atopischen Reaktionen

einer *rabbit aorta contracting substance (RCS)* ist noch umstritten. Die Ansichten über die Beteiligung von Kininen gehen auseinander. Entgegen früheren Vorstellungen gilt heute als sicher, daß Komplementaktivierungen keine Rolle spielen. Eine zentrale modulierende Rolle spielt das *Adenylzyklasesystem*. Durch β-adrenerge Stimuli (Anstieg des cAMP) wird die Mediatorfreisetzung gehemmt. Auch Histamin führt über die Aktivierung der Adenylzyklase zu einer negativen Rückkopplung. cAMP beeinflußt sowohl die Frühphase der Zellaktivierung als auch die Exozytose. Antagonistisch wirken α-adrenerge Stimulation (Verringerung von cAMP) und die Erregung cholinerger Rezeptoren vom Muskarintyp (Anstieg von cGMP).

3.1.2.3. *Manifestationsphase*

Die wesentlichen Effekte der Mediatoren können zurückgeführt werden auf
- Kapillarerweiterung mit Permeabilitätssteigerung
- Spasmen der glatten Muskulatur
- Veränderung der Drüsensekretion (Dyskrinie)

Die Art der durch i. v. Antigenzufuhr ausgelösten Allgemeinreaktionen ist abhängig von der Spezies. Beim Menschen fungieren als *„Schockorgane"* die Lunge (Bronchiolen) und der Kreislauf, beim Hund z. B. die Lebervenen, bei der Ratte der Gastrointestinaltrakt. Unter klinischen Bedingungen wird die bevorzugte Lokalisation (*„Organwahl"*) bestimmt

a) von der Antigenzufuhr (Inhalationsantigene → Asthma, Nahrungsmittelantigene → Magen-Darm-Erscheinungen usw.),

b) von evtl. vorbestehenden funktionellen oder organischen Veränderungen (Bronchitis → Asthma).

Die wichtigsten *klinischen Manifestationen* sind der anaphylaktische Schock, bestimmte Formen des exogen-allergischen Asthmas (atopisches Asthma) und der Rhinitis (u. a. Heuschnupfen), die atopische Dermatitis (Neurodermitis), manche Formen der Urtikaria, des Quincke-Ödems und akuter gastrointestinaler Allergien. In vielen Fällen wird das Bild durch kombinierte allergische Reaktionen kompliziert (z. B. allergische bronchopulmonale Aspergillose und Arzneimittelallergien).

3.1.3. *Diagnostische Möglichkeiten*

Bei der Vielzahl in Frage kommender Ag spielt die *Anamnese* (zeitlicher Zusammenhang zwischen Exposition und Manifestation) eine wichtige Rolle. Die Entwicklung einer urtikariellen Reaktion 20 min nach *i. c. Applikation* des Ag (s. S. 242) beweist die reaginbedingte Sensibilisierung, nicht unbedingt aber den Zusammenhang zwischen dieser Sensibilisierung und der vorliegenden Erkrankung. Das gleiche gilt auch für den Reaginnachweis mittels RAST oder Histaminliberation (s. u.). Beweisend ist allein der *Provokationstest* (s. S. 244), bei dem z. B. durch Inhalation, orale Zufuhr o. ä. die Manifestation gewissermaßen im Experiment reproduziert wird. Gleiche Aussagekraft hat der *Karenzversuch* (Abklingen der Beschwerden bei Vermeidung des Ag-Kontaktes).

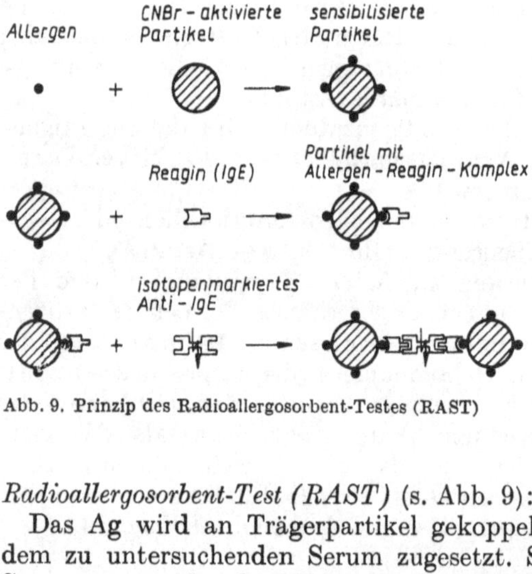

Abb. 9. Prinzip des Radioallergosorbent-Testes (RAST)

Radioallergosorbent-Test (RAST) (s. Abb. 9):

Das Ag wird an Trägerpartikel gekoppelt und dann dem zu untersuchenden Serum zugesetzt. Sind in dem Serum entsprechende AK vorhanden, reagieren sie mit dem Konjugat. Nach gründlichem Waschen wird ein radioaktiv markiertes (^{125}J) Anti-IgE-Serum zugesetzt. Kam es zur Bindung von Reaginen, so lagern sich nun Anti-IgE-AK an diese Reagine an. Die Radioaktivität ist ein Maß für die mit dem betreffenden Ag reagierenden IgE-Moleküle. Als Träger werden vor allem zyanogenbromid-aktiviertes Sephadex bzw. Zellulose verwendet

(u. a. Papierblättchen). Die RAST-Technik ist auch eine elegante Methode zur Allergenstandardisierung: Unterschiedliche Verdünnungen der zu untersuchenden Lösungen werden an den Träger gebunden und die RAST-Ergebnisse verglichen. Bei der indirekten Variante werden Proben eines Serums zunächst mit der Allergenlösung versetzt und anschließend der RAST in üblicher

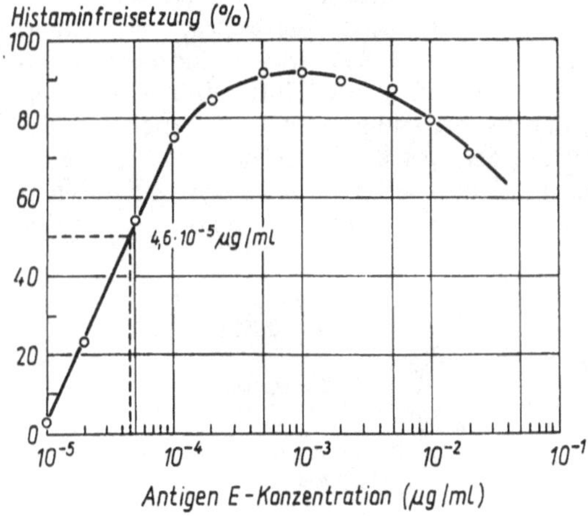

Abb. 10. Histaminliberationstest

Weise durchgeführt (RAST-Hemmung). Analog kann auch der Desensibilisierungseffekt objektiviert werden. *Histaminliberation* (s. Abb. 10): Die isolierten und gewaschenen Leukozyten des Patienten werden mit einer Verdünnungsreihe der Ag versetzt und 60 min bei 37 °C inkubiert. Danach wird im Überstand das im Gefolge der AAR freigesetzten Histamin bestimmt. Ein Maß der Sensibilisierung ist jene Ag-Menge, die zu einer 50%igen Histaminfreisetzung (bezogen auf den Gesamt-Histamingehalt der Leukozyten) führt. Die Verwendung tierischer Basophiler als Targetzellen (Basophilen-Degranulation nach SHELLEY) bringt dagegen wegen der speziesspezifischen Bindung der Reagine meist keine reproduzierbaren Ergebnisse.

3.1.4. *Therapeutische Beeinflußbarkeit* (s. Abb. 11)

Als spezifische Maßnahme werden alle jene zusammengefaßt, die die Immunreaktion selbst verhindern. In jedem Fall sollte die *Antigenkarenz* angestrebt werden. Die *Desensibilisierung* (s. S. 255) ist nur indiziert, wenn die Karenz undurchführbar wird (ubiquitäres Vorkommen des Ag, Lebensnotwendigkeit usw.). Fernziel ist die *Toleranzinduktion* der IgE-produzierenden B-Zelle. Eine solche konnte im Tierexperiment z. B. durch Kupplung der Determinanten an einen nicht-immunogenen Carrier

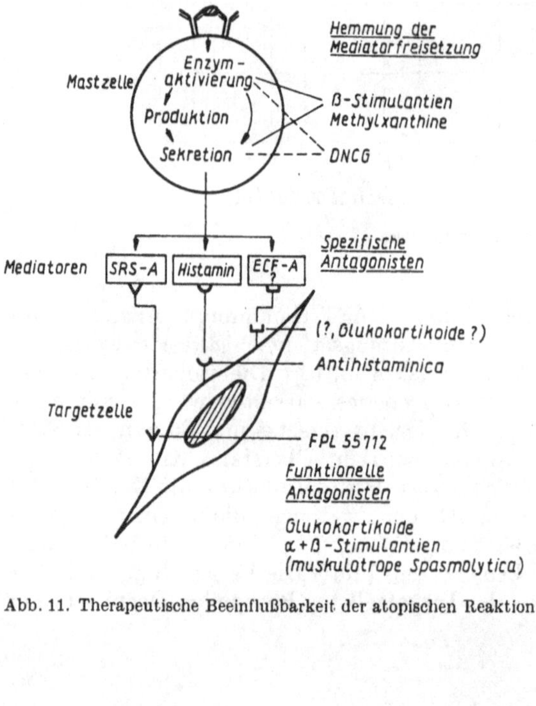

Abb. 11. Therapeutische Beeinflußbarkeit der atopischen Reaktion

(Kopolymere von D-Glutaminsäure und -Lysin) bzw. hohe Antigendosen ausgelöst werden. Ein erster klinischer Versuch ist die Anwendung modifizierter Allergene (z. B. durch Formaldehyd = Allergoloide), die möglicherweise in die Regulatorfunktion der T-Zellen eingreifen. Die unspezifischen Maßnahmen beeinflussen vor allem die biochemische und Manifestationsphase. Relativ breite Wirkung entfalten Kortikoide und Adrenalinderivate. Bei üblicher Dosierung beruht die Wirkung der *Kortikoide* nicht auf immunsuppressiven Effekten. Entscheidender ist die hemmende Wirkung in der Manifestationsphase (Membranstabilisierung?). *β-Adrenergica* verringern über die Erhöhung des intrazellulären cAMP in Basophilen und Mastzellen die Mediatorfreisetzung. Zugleich werden auch bestimmte Mechanismen der Manifestationsphase beeinflußt (Spasmolyse). *α-Adrenergica* stabilisieren den Kreislauf und verringern die Exsudation.

Dinatrium-Cromoglykat und Doxantrazol hemmen die Mediatorfreisetzung aus den Mastzellen. Die Mechanismen sind noch unklar (Aktivierung einer zellspezifischen Phosphodiesterase?). Die Freisetzung aus Basophilen in vitro bleibt dagegen unbeeinflußt. Die klassischen *Antihistaminica* wirken als kompetitive Antagonisten an den H_1-Rezeptoren, die z. B. für die Kontraktion der glatten Muskulatur und die Erhöhung der Kapillarpermeabilität von Bedeutung sind. Bewährt haben sie sich jedoch nur in der Behandlung der allergischen Rhinitis. Die Hemmung der Histaminbildung durch Histidindekarboxylasehemmer hat ebenfalls nur beschränkte Bedeutung. In jüngster Zeit wurden auch erste *SRS-A-Antagonisten* synthetisiert (FPL 55712).

3.1.5. Besonderheiten des Atopikers

Die zentrale Bedeutung der homozytotropen AK ist sicher. Dennoch ist unklar, welche Faktoren zur atopischen Reaktionsbereitschaft beitragen. IgE-AK treten in geringer Konzentration auch bei Gesunden auf. Es handelt sich wahrscheinlich um AK der frühen Sensibilisierungsphase, deren weitere Produktion vom IgG gehemmt wird. Durch besonders aggressive Antigene (z. B. Rizin) bzw. unter Mitwirkung von Adjuvantien (Parasiten) kann bei jedem eine stärkere Reaginproduktion induziert werden.

Die überschießende Reaktion des Atopikers kann im wesentlichen 2 Ursachen haben

a) ein abnormer Antigenkontakt (gesteigerte Schleimhautpermeabilität, transitorisches Fehlen von IgA),

b) eine abnorme Bereitschaft zur IgE-Produktion.

Die gewichtigeren Argumente sprechen für den zuletzt genannten Faktor. Eine wesentliche Bedeutung könnte ein Defekt in der T-Zell-Regulation haben (Abschwächung von Suppressormechanismen?, unzureichendes Ansprechen auf die negative IgG-Rückkopplung?). Die Bereitschaft zu vermehrter IgE-Produktion (erhöhte IgE-Konzentration) wird als dominantes Merkmal mit unvollständiger Penetranz vererbt. Nur etwa 20% der Variabilität sind auf andere Einflüsse (einschließlich der Umweltfaktoren) zurückzuführen. Andererseits kann auch die Reaktionsbereitschaft auf bestimmte Ag genetisch fixiert sein. Bei Pollenallergie konnte z. B. eine Kopplung an bestimmte HLA-Haplotype (s. S. 151) nachgewiesen werden und damit die Existenz von Immun response-Genen auch beim Menschen gesichert werden. Den Einfluß genetischer Faktoren auf die Art der Manifestation zeigen schließlich z. B. Familien, in denen gehäuft bestimmte Erkrankungen (z. B. Asthma) auftreten. In der Abb. 12 sind die derzeitigen Kenntnisse zusammengefaßt.

3.2. *Zytotoxische Reaktionen (Typ II)*

Zytotoxische Mechanismen sind die Grundlage einer effektiven Immunabwehr. Der pathogenen Reaktion liegt eine analoge AK-Produktion zugrunde. Im Gegensatz

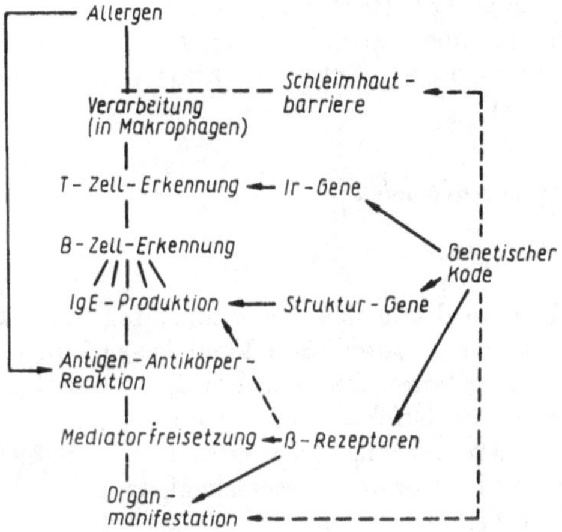

Abb 12. Genetische Faktoren bei atopischen Erkrankungen

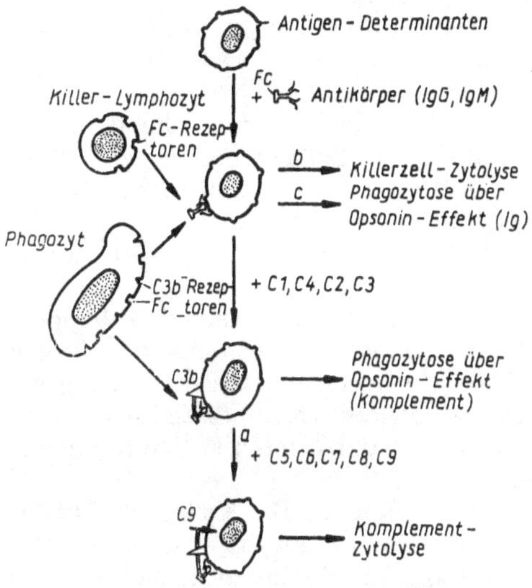

Abb. 13. Antikörpervermittelte zytotoxische Reaktionen

zu anderen Typen wird die Reaktion vom Ag her definiert. Die Bezeichnung ist nicht ganz eindeutig, da zytotoxische Effekte auch durch andere Immunreaktionen ausgelöst werden (s. Abb. 13).

3.2.1. Immunreaktanden

3.2.1.1. Antikörper

Die AK sind allein durch ihre Reaktionsfähigkeit mit bestimmten Antigenen (s. unten) und deren Auswirkungen charakterisiert. Sie gehören den Klassen IgG und IgM an. Zytotoxische AK-Effekte ohne Komplementaktivierung werden als eigener Typ erörtert (s. S. 89). Nach ihrer Spezifität kann man unterscheiden:

a) Autoantikörper,

b) Isoantikörper,

c) Heteroantikörper (sie interessieren nur bei tierexperimentellen Untersuchungen).

3.2.1.2. Antigen

Als Antigen können primäre oder sekundäre (angelagerte) Bestandteile von Zellmembranen oder nichtzelluläre Strukturen fungieren. Aus klinischer Sicht sind 4 Antigengruppen von Bedeutung:

a) Antigene Blutzellen (Immunzytopenien, Transfusionsreaktionen),

b) Antigene Gewebszellen (Autoimmunerkrankungen). Nicht jeder zell- oder gewebsspezifische AK muß jedoch zytotoxisch wirken (Enhancement s. S. 41). AK gegen Bestandteile des Zellinneren (Kernbestandteile, Mitochondrien u. a.) sind nur Indikatoren des Autoimmunisationsprozesses.

c) Azelluläre Strukturen (z. B. Kollagen, Myelin, Desmosomen). Die Einordnung an dieser Stelle ist umstritten, da evtl. zytotoxische Effekte mittelbar ausgelöst werden.

d) An Zelloberflächen angelagerte Ag. Dieser Mechanismus spielt eine besondere Rolle bei Arzneimittelallergien (s. S. 101) und Virusinfektionen (Einbau von Virus- bzw. virusinduzierten Ag in die Zellmembran).

3.2.2. *Mechanismus der allergischen Reaktion*

Die Reaktion zwischen AK und Ag erfolgt unabhängig vom Komplement. Sie kann bereits gewisse Veränderungen der Feinstruktur auslösen; meist bleibt sie jedoch ohne Einfluß auf die Zellfunktion — außer bei zirkulierenden Zellen, bei denen diese Bindung bereits die Elimination einleiten kann. Die eigentlichen zytotoxischen Effekte entwickeln sich jedoch unter der Einwirkung der *Komplementaktivierung*.

Unter den Ig aktivieren IgM und bestimmte IgG-Subklassen ($IgG_3 > IgG_1 > IgG_2$) Komplement. Voraussetzung ist eine Konfigurationsänderung im Fc-Bereich und die benachbarte Lokalisation zweier solcher Moleküle. Deshalb ist das pentavalente IgM etwa 800mal stärker komplementaktivierend als IgG (intramolekulare Aktivierung). Die eigentliche Aktivierung läuft nach Art einer Kettenreaktion ab (s. Abb. 14).

1. Phase (Aktivierung von C1): Unter Einwirkung von Ca^{++} entsteht der aktive C1-Komplex, der aus 1 Molekül C1q, 2 Molekülen C1r und 4 Molekülen C1s besteht. C1q ist ein Protein mit Ig-ähnlicher Struktur. Es besitzt 6 Bindungsstellen für Ig. C1r ist eine Protease, die die Proesterase C1s aktiviert. Ca^{++} wirkt wahrscheinlich als Bindeglied zwischen diesen Komponenten.

2. Phase (Entstehung der C3-Konvertase): Das aktivierte C1s spaltet aus C4 das Fragment C4a. Das so entstehende C4b wird an die Oberfläche gebunden. In einem zweiten Schritt wird das unter der Einwirkung von $C\bar{1}$ aus C2 entstandene Spaltprodukt C2a an C4b angelagert. Dieser Komplex (C4b, 2a) wirkt als C3-Konvertase.

3. (Aktivierung der C3-abhängigen Peptidaseaktivität): Unter der Einwirkung der C3-Konvertase entsteht aus C3 durch Abspaltung von C3a das C3b. Mit dessen Zellbindung wird eine Peptidaseaktivität nachweisbar (C5-Konvertase).

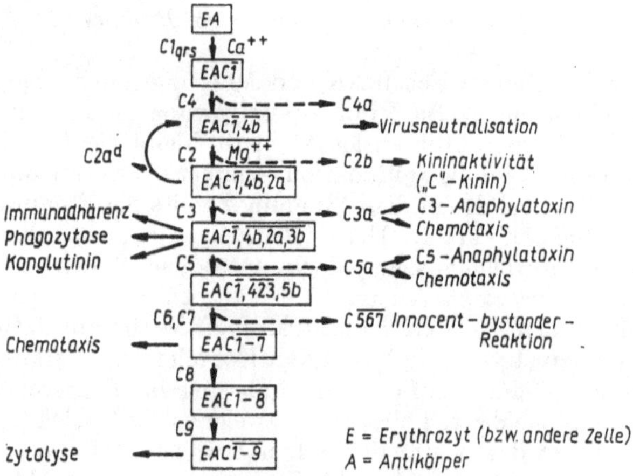

Abb. 14. Mechanismus der Komplementaktivierung

4. Phase (Entstehung des Dreierkomplexes C5b,6,7): Unter der Einwirkung der C5-Konvertase wird das C5 enzymatisch gespalten. Das größere Fragment C5b verbindet sich mit C6 und C7 zu einem Dreierkomplex, der sich ebenfalls der Membran anlagert.

5. Phase (Membranschädigung): Durch Anlagerung der terminalen Komponenten C8 und C9 wird schließlich die Membranschädigung eingeleitet. Die genauen Mechanismen sind noch unklar (Aktivierung von Phospholipase bzw. Lysolezithin oder ringförmiger Einbau der Komponenten C5–9 in die Membran mit Entstehung von Poren). Mit dieser Permeabilitätsstörung können intrazelluläre Strukturen und Funktionen nicht mehr aufrecht erhalten werden. Die Zelle geht zugrunde. Nicht in jedem

Fall muß jedoch die Schädigung bis zum Untergang führen. In geringerer Konzentration bzw. bei unzureichender Konzentration der Komplementkomponenten sind stimulierende Effekte möglich, z. B. eine Lymphozytenstimulation durch ALG. Überlagert wird die komplementbedingte Zellschädigung durch andere biologische Effekte der bei der Aktivierung entstehenden Spaltprodukte (s. S. 76).

AK können auch über die Phagozytose wie auch — unter Mitwirkung anderer Zellen — über extrazelluläre Mechanismen zum Zelluntergang führen (Abb. 13).

3.2.3. *Klinische Bedeutung*

Die zytotoxischen Reaktionen spielen eine entscheidende Rolle im Rahmen der Immunabwehr. Zu pathogenen Effekten kommt es vor allem, wenn die AK gegen körpereigene Strukturen oder an körpereigene Strukturen angelagerte exogene Determinanten gerichtet sind. Die wichtigsten klinischen Manifestationen sind:

a) Durch AK ausgelöste *Autoimmunerkrankungen:* Gesichert ist dieser Effekt bei Autoimmunzytopenien und Infertilitäten. Die Ansichten über die Bedeutung zytotoxischer AK gegen in Verbänden vorliegende Zellen (Gewebe, Organe) gehen weit auseinander. In vitro konnte ihre Zytotoxizität gesichert werden (Schilddrüsen-AK, AK gegen Strukturen des ZNS, Colons u. a.). In vivo können sie durchaus auch schützende (blockierende) Effekte entfalten.

b) Zytotoxische Reaktionen bei *Arzneimittelallergie* (s. S. 101).

c) Zytotoxische Reaktionen bei *Infektionen:* Im Gefolge von Virusinfektionen können Virusantigene oder von Viren induzierte Antigene in die Membran infizierter Zellen eingebaut werden. Zytotoxische AK können dann zum Zelluntergang führen. Diese Mechanismen spielen

z. B. bei der Virushepatitis und -enzephalitis eine Rolle. Auch gewisse Manifestationen der Poststreptokokkenerkrankungen sollen sich auf dieser Basis entwickeln.

3.2.4. Nachweismethoden

Der Nachweis zytotoxischer AK ist in der Klinik noch kompliziert. Der Nachweis der Zellbindung ist kein Beweis für die Zytotoxizität, eher kann dies aus der gleichzeitigen Komplementbindung abgeleitet werden. Die unmittelbare Untersuchung der Zytotoxizität ist auf jene Systeme beschränkt, in denen die Zellen als Einzelzellen vorliegen (Blutzellen, Spermien) oder kultiviert werden können. Bei Erythrozyten ist die Hämolyse Indikator der Antikörperwirkung. Bei lebenden Zellen können neben der unmittelbaren Beobachtung (Phasenkontrast) Vitalfärbungen (Trypanblau) oder auch andere Färbemethoden herangezogen werden. Die Untersuchung biologischer Funktionen (Beweglichkeit, Fermentaktivitäten und -verteilung, O_2-Verbrauch) gibt ebenfalls wertvolle Aufschlüsse.

3.2.5. Therapeutische Beeinflußbarkeit

Eine Kausaltherapie wäre die Induktion einer Immuntoleranz. Von der Desensibilisierung ist kein wesentlicher Effekt zu erwarten. Eine gewisse Bedeutung haben Immunsuppressiva (s. S. 247). Kortikoide erhöhen vor allem die Widerstandsfähigkeit der Zellen gegenüber der Immunattacke. Der klinische Einsatz von antikomplementär wirkenden Verbindungen scheitert an den damit verbundenen Nebenwirkungen.

3.3. Immunkomplexreaktionen (Typ III)

Immunkomplexe entstehen ständig im Rahmen der Auseinandersetzung des Organismus mit seiner äußeren und „inneren“ Umwelt. Normalerweise werden sie rasch phagozytiert und abgebaut. Pathogen werden sie erst, wenn die Eliminationskapazität überschritten wird oder sie aus anderen Gründen dem Abbau entgehen. Pathogene Effekte haben vor allem Immunkomplexe, die im Bereich mäßigen Antigenüberschusses entstehen. Erfolgt dies im zirkulierenden Blut, entwickelt sich eine Serumkrankheit. Die Immunkomplexbildung im Gewebe führt zum Arthusphänomen und verwandten Erscheinungen.

3.3.1. Immunreaktanden

3.3.1.1. Antikörper

Zur Immunkomplexbildung sind im Prinzip alle Ig-Klassen befähigt. Pathogene Effekte entfalten vor allem jene, die zugleich Komplement aktivieren. IgG-AK haben insgesamt eine größere praktische Bedeutung. Eine gewisse Rolle spielt auch die Affinität. Hochaffine AK führen zu gröberen Immunkomplexen, die relativ rasch eliminiert werden.

3.3.1.2. Antigen

Als Ag können im Prinzip alle Substanzen fungieren, die polyvalent sind und — entsprechend der Netzwerktheorie — zur Immunkomplexbildung befähigt sind. Aus diesem Grunde stehen Proteine im Vordergrund (Serumkrankheit!). Ähnliche Effekte können aber auch Nicht-Proteine oder an Träger gebundene einfachere Strukturen (Arzneimittel) haben. Für die Entwicklung der klassischen Serumkrankheit ist schließlich die Persistenz des Antigens über jenen Zeitpunkt hinaus erforderlich, in dem die AK-Produktion einsetzt.

3.3.2. *Mechanismus der allergischen Reaktion* (s. Abb. 15)

3.3.2.1. *Immunreaktion*

Den typischen Ablauf der *Serumkrankheit* skizziert die Abb. 16. Nach Applikation einer größeren Antigendosis am Tage 0 verteilt sich das Antigen im Organismus. Daran schließt sich eine weitere Verringerung der Plasmakonzentration durch den Abbau an. Zwischen dem 6. und 10. Tag kommt es dann zu einer rascheren Elimination durch die auftretenden AK (Immunelimination). In dieser Phase können sich die typischen Manifestationen entwickeln, werden zirkulierende Immunkomplexe nachweisbar und verringert sich die Komplementkonzentration. Im weiteren Verlauf verschwinden freies und gebundenes Antigen, dafür werden in zunehmendem Maße die nun im Überschuß produzierten AK nachweisbar. Die Serumkrankheitserscheinungen bilden sich zurück. Pathogenetisch entscheidend sind Immunkomplexe, die im Bereich mäßigen Ag-Überschusses entstehen. Fördernd wirken daher schwache Immunogenität (DNS?) wie auch eine geringe Bereitschaft zur AK-Produktion. Die Ablagerung erfolgt aufgrund physikalischer Faktoren vorzugsweise dort, wo auch normalerweise die Filtration bzw. Diffusion des Plasmas erfolgt, z. B. in den Glomerula, den Plexus chorioidei und anderen Kapillarbereichen, z. B. Endokard und Synovia. In gewissem Umfang kann die Lokalisation auch durch die Gewebsaffinität eines Partners oder lokale Veränderungen (Entzündungen, Versagen der Phagozytose) begünstigt werden.

Bei der *Arthus-Reaktion* stehen Immunkomplexe ebenfalls im Mittelpunkt. Im Regelfall befindet sich das Antigen jedoch außerhalb der Zirkulation im Gewebe. Durch Diffusion von Antigen und AK entwickelt sich die Immunreaktion in der Gefäßwand und im Gewebe.

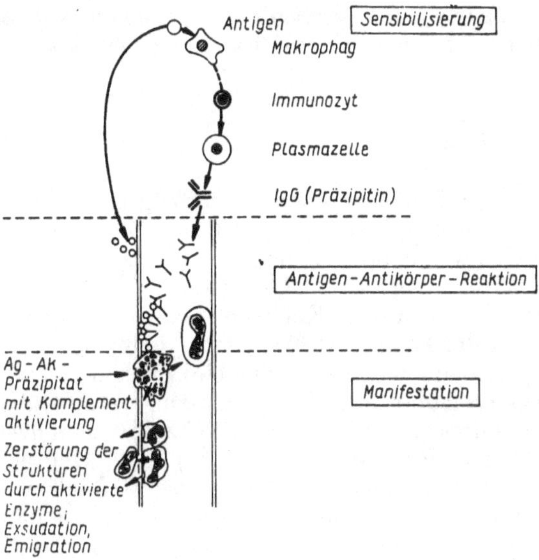

Abb: 15. Mechanismus der Immunkomplexreaktion

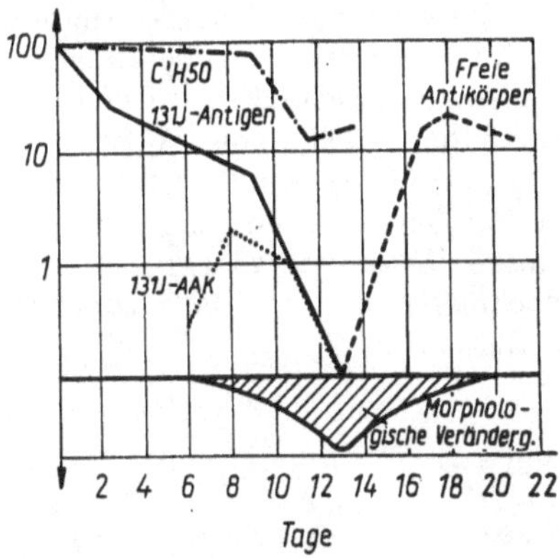

Abb. 16. Immunologische Befunde bei experimenteller Serumkrankheit (nach DIXON)

Die Beteiligung auch gröberer Immunkomplexe soll die Ursache für die stärkere Mitwirkung von Granulozyten sein.

3.3.2.2. *Biochemische Phase*

In ihr stehen 2 Mechanismen im Vordergrund, die eng miteinander verknüpft sind

a) die Komplementaktivierung,

b) die Aktivierung von Leukozyten.

Die Mechanismen der Komplementaktivierung sind mit den bei der Immunzytolyse geschilderten identisch (s. S. 69). Damit sind aber die biologischen Effekte keineswegs erschöpft. Ein Anaphylatoxin, welches über die Histaminfreisetzung anaphylaktische Erscheinungen auslösen kann, entsteht aus C3 (C3a) und C5 (C5a). Chemotaktische Wirkungen entfalten Spaltprodukte von C3 und C5, wie auch der C5b,6,7-Komplex. Kinin-Aktivitäten gehen von C2b aus. Schließlich können die zellgebundenen Ig wie auch C3b über die Immunadhärenz bzw. Opsonisation die Phagozytose einleiten. Die Komplementaktivierung bewirkt also neben der komplementabhängigen Zytotoxizität über die Anaphylatoxin- bzw. Histaminfreisetzung eine Hyperämie und Exsudation und über chemotaktische Effekte eine Ansammlung von Granulozyten. Nach deren Aktivierung werden proteolytische Enzyme, basische Proteine u. a. freigesetzt, die ihrerseits zur Gewebsschädigung beitragen. Mittel- oder unmittelbare Thrombozytenaggregationen führen zu Kapillarverschlüssen und ebenfalls zur Freisetzung vasoaktiver Mediatoren.

3.3.2.3. *Manifestation*

In der frühesten Phase kommt es zu einer Kapillarerweiterung mit Permeabilitätsstörung. Im weiteren Verlauf gelangen auf chemotaktischem Wege zunehmend neutrophile Granulozyten in das Gewebe, bis sie das Bild vollständig beherrschen. Lediglich in den Nieren treten sie zurück. Bei besonders starker Reaktion kann es bis zur hämorrhagischen Nekrose kommen. Für die zytotoxischen Veränderungen spielen aktivierte Enzyme eine entscheidende Rolle, weniger die unmittelbar komplementbedingte Zytolyse. Im weiteren Verlauf können zunehmend auch mononukleäre Elemente nachweisbar werden.

3.3.3. Klinische Bedeutung

Das klassische Beispiel ist die Serumkrankheit. Vom Serumkrankheitssyndrom spricht man, wenn analoge Symptome nicht durch Serumbestandteile — u. U. sogar Nicht-Proteine — ausgelöst werden (s. S. 110). Weitere Beispiele sind die Immunkomplexnephritiden, deren Antigen erst z. T. identifiziert wurde. Schließlich spielen Immunkomplexmechanismen eine wichtige Rolle beim LEV, Vaskulitiden, RA, subakuter Endokarditis, idiopathischer Lungenfibrose und manchen Infektionskrankheiten.

Klassische Arthus-Reaktionen werden nach s.c. bzw. i.m. Injektionen bei Arzneimittelallergie beobachtet. Aber auch die allergische Alveolitis (s. S. 94) beruht auf diesem Mechanismus.

3.3.4. Diagnostik

In vivo: Bei i.c. Antigenapplikation kommt es im typischen Fall nach 6—8 h zu einer ödematösen Reaktion, gelegentlich mit zentraler Blutung oder sogar Nekrose (Arthus-Reaktion).

In vitro: In der experimentellen Immunologie ist eine

Vielzahl von Methoden zum Nachweis zirkulierender Immunkomplexe in Gebrauch, z. B.

- physikochemische Methoden: Ultrazentrifugation, Differential-Präzipitation (FARR-Technik),
- biologische Methoden, z. B. Präzipitation mit C1q oder Antiimmunglobulin (Rheumafaktor), Nachweis der Histaminfreisetzung aus Geweben bzw. der Plättchenaggregation oder die Bindung an Rezeptoren der B-Lymphozyten.

Tabelle 6

Komplementspiegel bei klinischen Krankheitsbildern (nach SCHUR und AUSTEN)

Erkrankung	Verhalten des Komplementspiegels	
	Serum	Synovia
progressiv-chronische Polyarthritis		
RF +	↓→	↓→
RF –	→↑	→↑
Juvenile Rheumatoidarthritis		
RF +	→	↓→
RF –	→↑	→↑
Sjögren-Syndrom	↓→	
Akute bakterielle Arthritis		↓→↑
Arthropathia psoriatica		→
Spondylitis ankylopoetica		↑
Rheumatisches Fieber	→↑	
Gicht	→↑	↓→↑
Pseudogicht		↓→↑
M. Reiter	→↑	↑
Lupus erythematodes diss.	↓→	↓→
Lupus erythematodes disc.	→	
Arzneimittelbedingter Lupus	→	
Sklerodermie	↓→	
Dermatomyositis	→↑	
Periarteritis nodosa	→↑	
Kryoglobulinämie	↓	
Serumkrankheit	↓→	
Glomerulonephritis	↓→	
Lupoide Hepatitis	↓→	
Au-positive Hepatitis mit Arthritis	↓→	

Als Routinemethode haben sie sich nicht durchsetzen können. Wertvoller ist der *immunhistochemische* Nachweis der abgelagerten Immunkomplexe mittels fluoreszenzmarkierten Anti-Ig bzw. des gebundenen Komplementes durch Anti-C3 an den Basalmembranen oder im Gewebe. Für den mittelbaren Nachweis der Immunkomplexreaktion ist der damit verbundene *Komplementverbrauch* geeignet (hämolytische Gesamtaktivität bzw. Konzentration einzelner Komponenten, insbesondere C4, C2 und C3 bzw. deren Abbauprodukte; s. Tab. 6). In jedem Fall sind andere Ursachen auszuschließen (unspezifische Aktivierung, Synthesestörung).

3.3.5. Therapeutische Beeinflußbarkeit

Sofern ein vermeidbarer Antigenkontakt vorliegt, steht auch hier die Karenz im Vordergrund (Arzneimittelallergie, Farmerlungensyndrom). Die Desensibilisierung ist kontraindiziert, da sie nur neue Schübe auslösen würde. Immunsuppressiva können bei ausreichender Dosierung die AK-Produktion hemmen. Ihre Wirksamkeit ist aber z. T. auch durch die Granulozytopenie bedingt. Kortikoide sind sehr zuverlässig, beeinflussen aber bei üblicher Dosierung — wie die anderen Antiphlogistica — ausschließlich die Manifestationsphase.

3.4. Allergische Reaktionen vom zellgebundenen (zellvermittelten) Typ (Typ IV)

Diese Reaktion ist seit den ersten Impfversuchen vor etwa 150 Jahren bekannt, aber erst von Koch analysiert und in neuerer Zeit in ihrem Wesen geklärt worden. Die oft synonym gebrauchte Bezeichnung „vom verzögerten Typ" kennzeichnet das verzögerte Auftreten der kutanen Testreaktion, trifft aber nicht das Wesentliche. Da dieselben Mechanismen maßgeblich für die Infektions-

und Tumorabwehr sind, zeigt sich besonders deutlich, wie eng schützender und krankmachender Effekt beieinander liegen können.

3.4.1. Immunreaktanden

3.4.1.1. Sensibilisierte T-Lymphozyten

Anstelle der AK fungieren hier sensibilisierte T-Lymphozyten. Die für die Immunreaktion maßgeblichen Rezeptoren sind noch nicht bekannt, scheinen jedoch den Ig verwandt zu sein (IgT bzw. IgX). Die sensibilisierten Lymphozyten entstehen unter Antigenkontakt aus immunkompetenten T-Zellen.

3.4.1.2. Antigen

Als Antigen können Proteine, aber auch relativ einfache Verbindungen fungieren, die an größere Träger gebunden sind. Polysaccharide sind schwache Immunogene. In der Klinik spielen vor allem körpereigene Strukturen (Autoantigene), Arzneimittel und andere niedermolekulare Verbindungen (Kontaktsensibilisierung) sowie mikrobielle Antigene (Infektallergie) eine Rolle.

3.4.2. Mechanismen der allergischen Reaktion (s. Abb. 17)

3.4.2.1. Immunreaktion

Die spezifische Phase beruht auf der Bindung des Antigens an die entsprechenden Rezeptoren der T-Lymphozyten. Der initiale Triggermechanismus ist im einzelnen noch unbekannt (Brückenbildung zwischen

benachbarten Rezeptoren, Mitwirkung zusätzlicher Signale). Im Gefolge der membranständigen Immunreaktion kommt es zu einer Aktivierung der Lymphozyten mit den Folgen
— blastförmige Transformation
— Freisetzung biologisch aktiver Substanzen

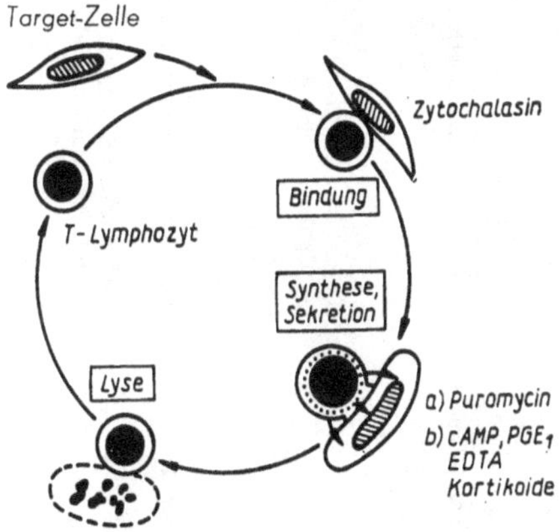

Abb. 17. Mechanismus der zellvermittelten Immunreaktion und ihre medikamentöse Beeinflußbarkeit

3.4.2.2. *Biochemische Phase*

a) *Lymphozytentransformation:* In den ersten 12 h werden besonders die Protein- und RNS-Synthese aktiviert, später — nach etwa 30 h — auch die DNS-Synthese. Die Zellen werden größer, die Kerne lockerer. Sie erhalten so das typische blastförmige Aussehen. Schließlich folgt nach 36—72 h die Zellteilung. Der stimulierende Effekt kann morphologisch oder auf Grund des Einbaues markierter Metaboliten (z. B. Thymidin) beurteilt werden (Lymphozyten-Transformationstest, LTT).

b) *Mediatorfreisetzung:* Bei einer anderen T-Zell-

Tabelle 7

Produkte aktivierter Lymphozyten (Lymphokine)

Faktor	physikochemische Eigenschaften	biologische Eigenschaften
I. Auf Lymphozyten wirkend		
1. Transfer-Faktor (TF)*	hitzestabil, M 10000 D, Polypeptid bzw. -nukleotid, enthält keine H-Antigene	überträgt T-Sensibilisierung auf andere Individuen, wird therapeutisch genutzt
2. Lymphozytentransformierende Faktoren		
a) blastogener Faktor*	nicht dialysierbar, hitzestabil	Anstieg der Transformationsrate
b) mitogener Faktor*	?	Mitoseanstieg, vielleicht identisch mit 2a
c) potenzierender F.	?	
3. Zellkooperationsfaktoren		
a) Helfer-Faktor	?	Beeinflussen die AK-Produktion, vielleicht auch
b) Suppressor-Faktor	?	analog die T-Zellsensibilisierung
II. Auf Phagozyten wirkend		
1. Chemotaktische Faktoren		
a) für Makrophagen	hitzestabil, Protein?	lockt Makrophagen an, nicht identisch mit MIF
b) für Granulozyten	?	
c) für Eosinophile	?	noch umstritten, scheint Anwesenheit von Immunkomplexen vorauszusetzen
d) eosinophilia stimulation promotor, ESP		

2. Migrationshemmfaktoren		
a) Makrophagen- (MIF)*	nicht dialysierbar, hitzestabil, KH-freies Protein? M ca. 23000 D	hemmt Makrophagenwanderung, Veränderung des Oberflächenpotentials, stammt vorwiegend aus B-Zellen (?)
b) Leukozyten – (LIF)*	M ca. 39000 D	beeinflußt Makrophagen nicht, vorwiegend aus T-Zellen (?)
3. Makrophagenaggregationsfaktor	?	umstritten, möglicherweise identisch mit MIF
4. Macrophages disappearance factor (MDF)		bewirkt bei i.p.-Injektion Auswanderung der Makrophagen aus der Blutbahn
5. Makrophagenaktivierungsfaktor (MAF)		bewirkt Aktivierung mit erhöhter Adhärenz, Stoffwechselsteigerung, „intrazelluläre Immunität“ (s. S. 24)
6. Unspezifisch makrophagen-armierender Faktor (SMAF)	M 50–300000 D	verstärkt spezifische Zytotoxizität, Beziehungen zu T-Zellrezeptoren (IgX?)
III. Auf Targetzellen wirkend		
1. Zytotoxine		
a) Lymphozytotoxin (LT)*	mäßig hitzestabiles Protein, M ca. 90000 D	unspezifisch zytotoxischer Effekt, enzymatische Membranschädigung?
b) Zytotoxischer Faktor (CTF)	hitzelabil, M ca. 1000 D Phospholipid	zytotoxischer Effekt temperaturabhängig
2. Proliferation inhibitory factor (PIF)*	thermostabil, nicht dialysierbar, trypsinempfindlich	hemmt Zellteilung, Beziehungen zu III, 1 möglich, spezies-spezifisch?
3. Cloning inhibitory factor (CIF)*	hitzestabil, nicht dialysierbar	hemmt klonales Wachstum, auch in höherer Konzentration nicht zytotoxisch

Tabelle 7 (Fortsetzung)

Faktor	physikochemische Eigenschaften	biologische Eigenschaften
IV. Sonstige Faktoren		
1. Skin reactive factor (SRF)	nicht dialysierbares Protein, mäßig hitzeempfindlich, M ca. 70000 D	löst bei Injektion in die Haut entzündliche Reaktionen aus, als eigener Faktor umstritten
2. Lymphnode permeability factor (LNPF)	hitzestabil, M 100000 D	bewirkt Erhöhung der Kapillarpermeabilität
3. Product of antigenic recognition (PAR)	hitzelabil, nicht dialysierbar	entsteht in der Lymphozytenmischkultur
4. Osteoklastenaktivierender Faktor	M ca. 12000 D	fördert Knochenbau, von Bedeutung bei Rheumatoidarthritis

* = beim Menschen nachgewiesen

Subpopulation steht die Freisetzung biologisch aktiver Verbindungen (Lymphokine, Produkte aktivierter Lymphozyten) im Vordergrund. Dies wird meist als Hinweis auf eine zellgebundene Sensibilisierung angesehen; z. T. bzw. in geringerer Konzentration können sie jedoch auch aus B-Zellen freigesetzt werden. Nach ihren Wirkungen können wir 3 Gruppen unterscheiden (s. Tab. 7)

— Mediatoren, die auf andere Lymphozyten wirken
— Mediatoren, die die Zellen des phagozytären Systems beeinflussen
— Mediatoren, die unmittelbar auf Targetzellen bzw. -strukturen einwirken.

Eine weitere Gruppe ist nicht eindeutig zuzuordnen. Nicht alle angegebenen Faktoren wurden bisher beim Menschen identifiziert. Es ist auch nicht sicher, daß alle beschriebenen Effekte auf unterschiedliche Mediatoren zurückzuführen sind. Die Erweiterung unserer Erkenntnisse kann durchaus auch zu einer Verringerung der Zahl führen. Beim Menschen können mit Sicherheit MIF, LIF, CLF, MF und LT voneinander unterschieden werden.

3.4.2.3. *Manifestationsphase*

Bei i.c. Applikation entwickelt sich innerhalb von 6—8 h eine Rötung, die in eine Infiltration übergeht und ihr Maximum nach 24—48 h erreicht. Bei besonders starker Sensibilisierung kann es zu zentraler Nekrose kommen. Analog sind auch die Reaktionen in anderen Geweben. In der Frühphase überwiegen Granulozyten. Sehr bald werden sie jedoch zunehmend durch mononukleäre Zellen ersetzt. Nur ein Teil der Lymphozyten ist primär sensibilisiert, die Mehrzahl — wie auch die Makrophagen — werden sekundär durch o. a. Lymphokine in die Reaktion einbezogen. Zu zytotoxischen Veränderungen kommt es an antigenhaltigen Zellen, aber auch — unspezifisch — in der Umgebung aktivierter

Lymphozyten. Die zytotoxischen Effekte können im wesentlichen auf 3 Wegen ausgelöst werden (s. Abb. 18):
– durch die aktivierten Lymphozyten selbst („Killer-Zellen"). Dieser Effekt ist unabhängig von der blastförmigen Transformation. Der Mechanismus ist

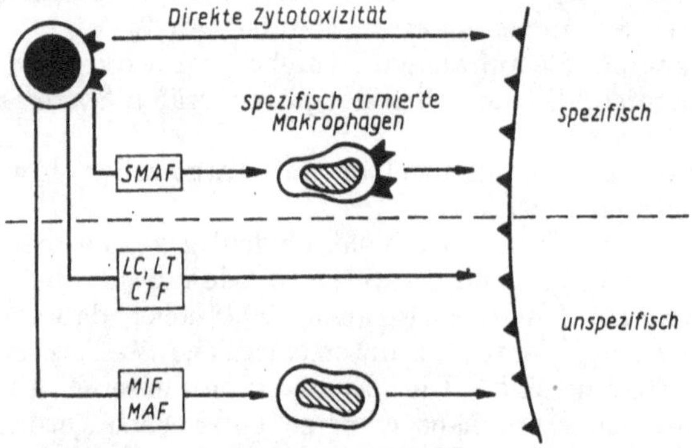

Abb. 18. Zytotoxische Effekte bei zellvermittelter Reaktion

unklar. Neben letztlich doch mittelbaren Effekten (hohe lokale Mediatorkonzentration bei Zell-Zell-Kontakt) wurde auch die direkte „Injektion" zytotoxischen Materials nachgewiesen,
– durch Mediatoren (LT, CTF),
– durch die Zytotoxizität aktivierter bzw. mit Lymphokinen armierter Makrophagen.

Im weiteren Verlauf kann es zu granulomatösen Veränderungen kommen, die schließlich fibrotisch ausheilen. Allgemeinreaktionen sind selten, können aber bis zur schockähnlichen Erscheinung reichen.

3.4.3. Klinische Bedeutung

Erst in den letzten Jahren zeichnet sich zunehmend die Bedeutung der zellgebundenen Sensibilisierung auch als Krankheitsursache ab, z. Z. bei

a) Autoimmunerkrankungen: Hier scheinen zellgebundene Sensibilisierungen von wesentlich größerer Bedeutung zu sein als entsprechende humorale Phänomene.

b) Zell- bzw. Gewebsschädigung bei Infektionskrankheiten (s. S. 29).

c) Kontaktsensibilisierung (s. S. 90).

d) Transplantationsreaktion (s. S. 131).

3.4.4. *Diagnostik*

In vivo: Die i.c.-Testung ist nach wie vor unentbehrlich (s. S. 242).

In vitro: Der Nachweis ist kompliziert, da die an der Reaktion beteiligten Lymphozyten über mehrere Tage lebensfähig erhalten werden müssen. Die wichtigsten Methoden sind

- der Lymphozytentransformationstest,
- die Migrationshemmteste an Makrophagen und Granulozyten sowie verwandte Methoden (Leukozytenadhärenztest, Elektrophoresemobilitätstest usw.),
- der Nachweis der Lymphozyten-Zytotoxizität, wobei aber gesichert werden muß, daß sie von T-Zellen ausgeht.

3.4.5. *Therapeutische Beeinflußbarkeit*

Die Möglichkeiten der Antigenkarenz sind voll auszuschöpfen (Arzneimittelallergie, Kontaktsensibilisierung). Unter klinischen Bedingungen kann eine Immuntoleranz bisher nicht induziert werden. Der Wert der Desensibilisierung ist umstritten. Im Tierexperiment ist ein Effekt nachweisbar, ohne daß die verantwortlichen Mechanismen bisher klar sind (Konkurrenz blockierender AK?). Analoge klinische Erfahrungen wurden bei

Kontakt-, Arzneimittel- und Tuberkulinallergie gemacht. Immunsuppressiva wirken sowohl auf die T-Zelle als auch in der Effektorphase. Durch Kortikoide wird vor allem die Manifestationsphase beeinflußt, wirksamer als bei der humoralen Sensibilisierung.

3.5. *Immunstimulation (Typ V?)*

Unter bestimmten Bedingungen können Immunreaktionen (AK, wahrscheinlich auch sensibilisierte Lymphozyten) Zellfunktionen stimulieren. Ein Teil dieser Effekte ist wahrscheinlich auf submaximale zyto-

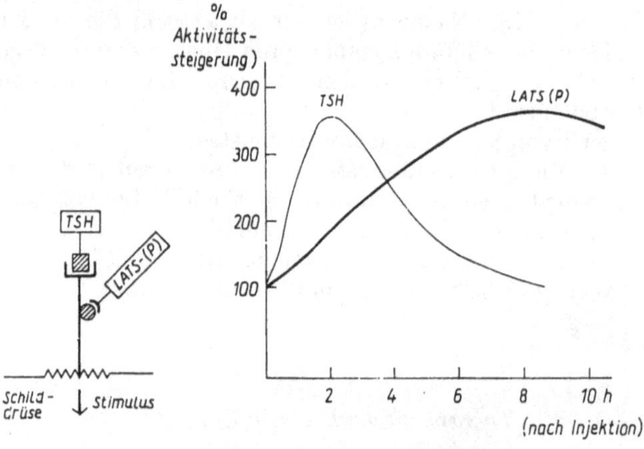

Abb. 19. Schematische Darstellung der Wirkung des „long acting thyroid stimulatore" (LATS) und zeitlicher Verlauf der Aktivierung der Schilddrüsenzellen (verglichen mit TSH) (nach ROITT)

toxische Effekte zurückzuführen (z. B. Lymphozytenaktivierung durch ALG, gesteigerte Sekretion lysosomaler Enzyme durch entsprechende Membran-AK, vielleicht auch eine gewisse Proliferationssteigerung durch Immunreaktionen gegen Tumoren). Für die als LATS- bzw. LATS-Protektor bezeichneten AK (s. S. 196) muß dagegen angenommen werden, daß sie mit einem Rezeptor reagieren, über den die Schilddrüsenzelle auch normalerweise (durch TSH) aktiviert wird (s. Abb. 19).

3.6. Antikörperabhängige zelluläre Zytotoxizität (ADCC) (Typ VI?)

Im Gegensatz zur Reaktion vom Typ II ist Komplement (wahrscheinlich) nicht beteiligt. Primär werden die AK an die entsprechenden Determinanten der Zellmembran gebunden. In einer zweiten unspezifischen Phase werden (über Fc-Rezeptoren) Zellen angelagert und aktiviert. Sie entfalten die eigentlichen zytotoxischen Effekte (s. Abb. 12). Bezogen auf die Zahl der AK, ist der zytotoxische Effekt ungleich größer als der der komplementabhängigen Zytotoxizität. Die Herkunft dieser „*Killer-Zellen*“ ist noch umstritten. Sowohl Makrophagen als auch B-Lymphozyten kommen infrage. Die Lymphozyten scheinen nicht mit jenen identisch zu sein, die sich unter Ag-Stimulation in AK-produzierende Plasmazellen umwandeln (K-Lymphozyten, Null-Zellen?). Ihre Affinität für gebundenes Ig ist wesentlich höher als für freies. Auch zirkulierende Immunkomplexe können in gewissem Maße aktivieren. Durch Anti-Ig-Seren wird die Reaktion gehemmt. Aus einer Lymphozytenansammlung im Bereich einer allergischen Reaktion kann so nicht unbedingt auf eine T-Zell-Sensibilisierung geschlossen werden. Die klinische Bedeutung der ADCC ist noch unklar, wahrscheinlich aber erheblich. Sie spielt eine Rolle bei Tumoren, Parasiten- und Viruserkrankungen, andererseits aber auch bei der Transplantatabstoßung und Autoimmunerkrankungen (chronisch-aggressive Hepatitis, Colitis ulcerosa, Thyreoiditis?). Von GELL und COOMBS wird diese Reaktion dem Typ II zugeordnet.

4. Heterologe Sensibilisierung

4.1. Heterologe Sensibilisierung an den Kontaktflächen des Organismus

Körperfremde Ag sind die kräftigsten Stimuli für das Immunsystem. Darauf beruht die Effektivität der Abwehrreaktionen gegenüber Infektionen und Tumoren. Körperfremde Antigene können aber auch zu pathogenen Immunreaktionen führen, die sich über die S. 48 ff. skizzierten 4 Hauptmechanismen manifestieren.

Aus verständlichen Gründen lokalisieren sich die durch heterologe Sensibilisierung ausgelösten allergischen Reaktionen an den Kontaktflächen des Organismus – der äußeren Haut, dem Respirationstrakt und dem Magen-Darm-Kanal. Eine Sonderstellung nimmt die Arzneimittelallergie ein.

Die wichtigsten Ag-Gruppen, deren Kontaktmöglichkeiten und allergische Manifestationen sind in der Abb. 20 skizziert. Eine Erörterung der verschiedenen Antigengruppen würde den Rahmen sprengen. An dieser Stelle soll lediglich auf die Arzneimittelallergie etwas ausführlicher eingegangen werden.

4.1.1. Kontaktsensibilisierung

Mechanismus: Die Sensibilisatoren sind nahezu ausnahmslos relativ einfache aber reaktionsfreudige Verbindungen mit Molekulargewichten zwischen 500 und 1000 D (Haptene). Proteinähnliche Verbindungen spielen dagegen kaum eine Rolle. Bemerkenswert ist, daß auch eine Reihe von Metallen bzw. Metallsalzen relativ stark sensibilisieren; die Art ihrer Bindung an Proteine ist noch unklar. Entscheidend für den Sensibilisierungsvorgang ist die Reaktion dieser Haptene mit Proteinen

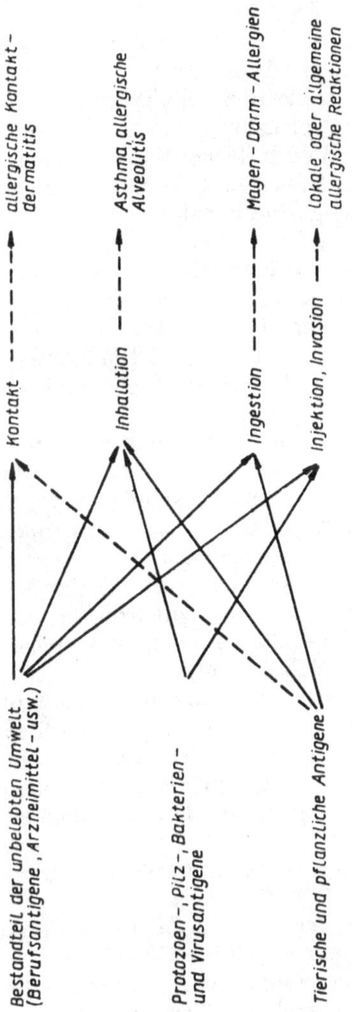

Abb. 20. Allergengruppen und wichtigste Kontaktmöglichkeiten

der äußeren Haut (z. B. über Lysin- oder Zysteinreste). Die Natur der beteiligten Proteine ist noch unbekannt, wahrscheinlich auch von Fall zu Fall unterschiedlich. Eine besondere Rolle sollen fibröse Proteine (Keratin, Kollagen) spielen. Eine analoge Sensibilisierung unter Umgehung der Haut ist prinzipiell möglich (Serumalbumin), spielt aber praktisch keine Rolle. Lediglich an den Schleimhäuten können sich ähnliche Erscheinungen entwickeln (Sensibilisierung durch zahnärztliches Prothesenmaterial). Die eigentliche Sensibilisierung wird durch den aus Hapten + Trägerprotein entstehenden Komplex ausgelöst. Im Vordergrund steht die Haptendeterminante, in wechselndem Maße werden jedoch auch Strukturen des Trägermoleküls einbezogen. Die Kontaktsensibilisierung ist eine typische zellgebundene Sensibilisierung (s. S. 79).

Kontaktantigene: Die Zahl in Frage kommender Substanzen ist kaum zu übersehen und nimmt mit der Chemisierung des täglichen Lebens ständig zu. Die praktisch bedeutsamsten Kontakt-Ag finden sich unter den Kosmetika, Wasch- und Reinigungsmitteln, Kunststoffen, Arzneimitteln, Insektiziden und Herbiziden, Farbstoffen, Konservierungsmitteln, pflanzlichen Bestandteilen, Geweben und Metallen. Eine besondere Rolle spielen berufsbedingte Sensibilisierungen. Nicht selten kommt es zu Kreuz- bzw. Gruppenreaktionen (s. S. 106).

Manifestation: Bei Reexposition nach der Sensibilisierung entwickelt sich im Bereich der Kontaktfläche eine akute Dermatitis, die bei längerem bzw. wiederholtem Kontakt zu Lichenifizierung neigt. Das histologische Bild zeigt eine Hyperämie mit mono- bis polymorphkerniger Infiltration und intra- und interzellulärem Ödem (Status spongiosus).

Nachweis: Die Methode der Wahl ist der Epikutantest (s. S. 244). In vitro-Methoden (LTT, Migrationshemmtests) haben noch keine wesentliche praktische Bedeutung, da die komplettierenden Träger kaum bekannt sind.

4.1.2. *Respiratorische Allergien*

Wegen der – im Vergleich zur äußeren Haut – wesentlich höheren Durchlässigkeit der Schleimhaut ist das immunologische Bild der durch Ag-Inhalation bzw. vergleichbare Mechanismen ausgelösten respiratorischen Allergien vielgestaltiger. Im Vordergrund stehen die Typen I und III (s. S. 48 ff.).

4.1.2.1. *Reaginbedingte Sensibilisierungen*

Mechanismus: Die pathogenetischen Mechanismen sind S. 52 erörtert. In wechselndem Maße können auch andere AK nachgewiesen werden.

Auslösende Antigene (s. S. 56): Für respiratorische Allergien kommen vor allem folgende Ag bzw. Ag-Gruppen in Frage:

a) *Inhalations-Ag*

- Pflanzliche Bestandteile (10–15%): Pollen von Gräsern, seltener auch von Sträuchern und Bäumen; Fasern u. a. pflanzliche Produkte (Mehl, Pflanzenschleime).
- Epidermisbestandteile von Tier und Mensch (10–17%): z. B. Katze, Hund, Meerschweinchen, Ratte, Vogel (Bettfedern), Pelztiere. Mindestens die gleiche Rolle spielen Insekten. Die Exposition kann in Haus oder Beruf erfolgen.
- Hausstaub (20–30%) ist ein sehr heterogenes Gemisch, in dem nur z. T. für den jeweiligen Haushalt spezifische Bestandteile sensibilisieren. Von allgemeinerer Bedeutung sind gewisse Milbenarten (insbesondere *D. pteronyssinus* und *farinae*).
- Pilzsporen (10–25%): Unter den Tausenden von Arten spielen nur wenige als Ag-Quelle eine Rolle. Im Hausstaub finden sich vor allem Kladosporium, Penizillium, Pullularia, Mukor, Alternaria, Hormo-

dendrum, Aspergillus und Monilia. Bei berufsbedingter Exposition, insbesondere in der Landwirtschaft, kommt eine Reihe weiterer hinzu.

- Berufsbedingter Stäube (5–12%) können bei Bäckern und Müllern (Mehl), Friseuren (Epidermisbestandteile, Kosmetika), in der chemischen und pharmazeutischen Industrie sowie in der Landwirtschaft eine Rolle spielen.

b) *Mikrobielle Ag:* Prinzipiell können Bakterien, Pilze, vielleicht auch Viren eine reaginbedingte Sensibilisierung auslösen. Zuverlässige statistische Angaben stehen noch aus. Gesichert sind solche Sensibilisierungen durch die wichtigsten Bronchitiskeime (Hämophilus, Pneumokokken), aber auch durch normalerweise harmlose Saprophyten (Neisserien). Unter den Pilzen spielen Aspergillus und Kandida eine Rolle.

Manifestation: Die klassischen Manifestationen sind Rhinitis und Asthma bronchiale.

Nachweis: Die Möglichkeiten der Allergentestung sind S. 241 erörtert, In vitro-Methoden S. 61. Von besonderer Beweiskraft sind Provokationsproben (s. S. 244).

4.1.2.2. Immunkomplexreaktionen

Mechanismus: Im Vordergrund stehen Reaktionen im Bereich der Alveolen, wobei das Ag auf dem Luftwege, die AK auf dem Blutwege ankommen. Damit ergeben sich Parallelen zum Arthus-Phänomen. Neuere Untersuchungen sprechen dafür, daß auch die zellgebundene Sensibilisierung und unspezifische Komplementaktivierung eine gewisse Rolle spielt. Kombinierte Sensibilisierungen der Typen I und II wurden z. B. auf Aspergillus, Kandida, Bakterien, Hölzer, Chemikalien und Arzneimitteln beobachtet.

Auslösende Antigene: Die wichtigsten Ag und die zugehörigen Krankheitsbilder sind in der Tab. 8 zusammengefaßt. Ihre Zahl erweitert sich ständig.

Tabelle 8
Allergische interstitielle Pneumopathien (allergische Alveolitis)

Krankheit	Antigenquelle	Antigen
Farmerlunge	Schimmliges Heu Schimmliges Getreide	Micropolyspora faeni Thermoactinomyces vulgaris
Fog fever bzw. Urner Pneumonie beim Rind	Schimmliges Heu	Micropolyspora faeni
Pilzarbeiterkrankheit	Kompost als Nährboden für Speisepilze	Micropolyspora faeni Thermoactinomyces vulgaris
Bagassosis	Verschimmelte Zuckerrohrrückstände	Thermoactinomyces vulgaris
Befeuchterfieber	verunreinigtes Wasser in Klimaanlagen	thermophile Aktinomyzeten, Pullularia u. a.
Käsewascherkrankheit	Käserindenschimmel	Penicillium casei
Ahornrindenschälerkrankheit	Ahornrinde	Cryptostoma corticale (Coniosporium)
Malzarbeiterlunge	Verschimmelte Gerste	Aspergillus clavatus und A. fumigatus
Sequoiosis	Verschimmeltes Sägemehl	Aureobasidium pullulans (Pullularia) Graphium
Lycoperdonose	„puff-ball“	Lycoperdon-Sporen
„New Guinea lung“	Staub von verschimmelten Strohdächern	Schimmelpilze
Paprikaspalterlunge	Verschimmelte Paprikaschoten	Pilzsporen? Paprika-Staub?
Suberosis	Verschimmelte Eichenrinde	Schimmelpilze, Korkstaub
Kaffeearbeiterlunge	Roh- oder Röstkaffee	Kaffeebohnenstaub
Byssinosis	Rohbaumwolle, Flachs, Hanf	Staub der betreffenden Pflanzen
Weizenkäferkrankheit	Verschimmelter Weizen	Sitophilus granarius
Vogel- bzw. Taubenzüchterkrankheit	Tauben, Wellensittiche, Papageien	Serumeiweiß in Kot und an Federn
Hühnerzüchterkrankheit	Hühner	Serumeiweiß im Kot und an Federn
Pituitary snuff taker's disease	Hypophysenhinterlappenextrakte	Fremdeiweiße (Rind, Schwein)
Kürschner-Lunge	Pelze	Tierhaare?
Smallpox handler's lung	Pocken-Kranke	Pocken-Virus?

Manifestationen: Alle genannten Reaktionen werden als allergische Alveolitis zusammengefaßt. Bei akuter Exposition entwickelt sich nach 4–6 h unter Reizhusten, gelegentlich auch Temperatursteigerung, eine durch Diffusionsstörungen bedingte Atemnot, die mehrere Stunden anhalten kann. Bei chronischer Exposition ist das Krankheitsbild uncharakteristischer; es kommt zu zunehmenden fibrotischen Veränderungen im Interstitium. Ein Teil der idiopathischen Lungenfibrosen wie auch manche flüchtig oder protrahiert verlaufenden Lungeninfiltrate dürften auf dieser Basis entstehen. Neuere Untersuchungen sprechen dafür, daß Immunkomplexreaktionen sich auch in den Bronchien lokalisieren können. In diesen Fällen stehen verzögert einsetzende und protrahierte Bronchialobstruktionen (verzögertes Asthma) im Vordergrund.

Nachweis: Typisch ist die Arthus-Reaktion beim i.c.-Test (s. S. 77), zuverlässiger allerdings der in vitro-Nachweis der Präzipitine im Agargel oder mittels indirekter IF.

4.1.3. Gastrointestinale Allergien

Exogen ausgelöste Allergien des Gastrointestinaltraktes sind schwierig zu diagnostizieren, da oft eine gewisse Zeit bis zur Manifestation vergeht und die gleichen Symptome auch z. B. durch Enzymdefekte ausgelöst sein können.

Mechanismus und Antigene: Eine besondere Rolle spielt die reaginbedingte Sensibilisierung durch Nahrungsmittel. Die bei unseren Eßgewohnheiten wichtigsten Ag sind in der Tab. 9 zusammengefaßt. Neben den eigentlichen Nahrungsmitteln können auch Zusätze (Gewürze, Konservierungs- und Färbemittel) sensibilisieren. Gelegentliche Expositionen führen zu akuten Reaktionen des betreffenden Darmabschnittes (Spasmen, Durchfall), chronische Expositionen zu uncharakteristischeren

Erscheinungen (chronische Gastritis, Enteritis, Kolitis usw.).

Diagnose: Sie stützt sich weitgehend auf Karenz- und Provokationsversuche, da die eigentlichen Ag noch weitgehend unbekannt sind.

Unklar ist die Bedeutung der, vor allem im Kindesalter relativ häufig nachweisbaren, *Milch-AK* der IgG- und

Tabelle 9

Häufigkeit der verschiedenen Nahrungsmittel als Ursache von Nahrungsmittelallergien (nach WERNER)

Nahrungsmittel	Häufigkeit in %
Kuhmilch	42,0
Hühnerei	33,2
Eiklar	14,5
Eigelb	9,0
Eiklar + Eigelb	9,7
Fisch	11,0
Zitrusfrüchte u. a. Obst	4,5
Hülsenfrüchte	2,5
Pferdefleisch	1,5
Sonstiges Fleisch	1,3
Gemüse	1,0
Zwiebeln	1,0
Sonstiges (Nüsse, Schokolade)	2,0

IgM-Klasse. Sie finden sich zwar bei intestinalen Beschwerden (und anderen Erkrankungen) gehäuft. Ein Kausalzusammenhang ist jedoch keineswegs erwiesen. In ihrer pathogenetischen Bedeutung ebenfalls noch unklar ist die AK-Bildung gegen Gluten bei *Gluten-Enteropathie* (idiopathischer Sprue). Möglicherweise spielen Immunkomplexreaktionen am Darm wie auch in anderen Organen eine Rolle (z. B. Dermatitis herpetiformis). Für die Entwicklung der *Colitis ulcerosa* sollen Kreuzreaktionen zwischen Coli und Darm-Ag von Bedeutung sein.

4.2. *Arzneimittelallergie*

Arzneimittelallergien gewinnen zunehmend an Bedeutung. Sie machen 25—40% der Arzneimittelnebenwirkungen aus. Von den anderen unterscheiden sie sich dadurch, daß
— die Erscheinungen im Prinzip unabhängig von den pharmakologischen Eigenschaften sind,
— das Medikament zunächst reaktionslos vertragen wird,
— die Manifestation oft durch Spuren ausgelöst wird.

4.2.1. *Mechanismus*

Abgesehen von Proteinen und proteinähnlichen Verbindungen sind Arzneimittel Haptene. Sensibilisieren können sie erst, wenn sie durch Komplettierung mit einem Trägermolekül (Körpereiweiß) zum Vollantigen werden. Die Sensibilisierung erfolgt also in mehreren Teilschritten:
— Umwandlung des Medikamentes in eine reaktionsfreudige Verbindung, die mit körpereigenen Trägern reagieren kann,
— Komplettierung dieses Haptens mit einem körpereigenen Träger oder auf eine andere Weise,
— die eigentliche Immunreaktion.

4.2.1.1. *Haptenbildung*

Nur wenige Medikamente werden in einer Form appliziert, die unmittelbar zur Reaktion mit Körpereiweiß befähigt ist. In der Regel sind metabolische Veränderungen für die Entwicklung der Arzneimittelallergie bedeutsamer als die Primärstruktur. Abgesehen vom Penizillin (s. Abb. 21) und wenigen anderen Pharmaka liegen kaum Kenntnisse über die entscheidenden metabolischen Veränderungen vor. Pharmaka, die unverändert ausgeschieden werden, dürften auch in unveränderter Form als Hapten fungieren, so z. B. Erythromyzin, Tetrazykline und Chlorothiazid.

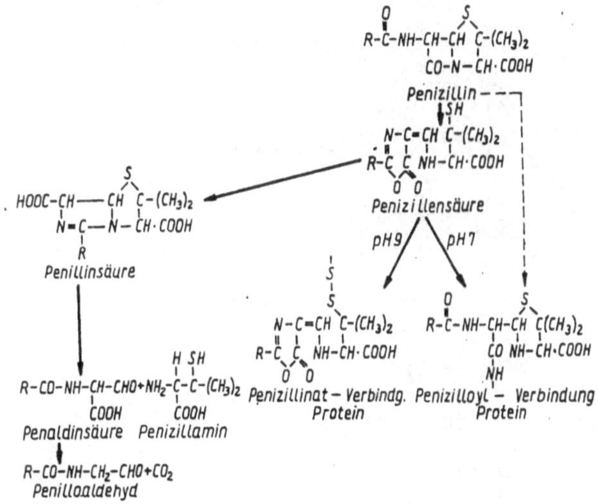

Abb. 21. Wichtigste Wege des Penizillinmetabolismus (nach DE WECK)

4.2.1.2. *Komplettierung*

Die Komplettierung durch ein Makromolekül ist in doppelter Hinsicht bedeutsam

– durch die Hapten-Träger-Konfiguration entsteht die für die T-B-Zellkooperation und damit die Sensibilisierung entscheidende Struktur,
– wenn an dem Trägermolekül mehrere Haptendeterminanten gebunden sind, ist die Auslösung der biochemischen Reaktion möglich (s. S. 58).

Voraussetzung ist eine stabile, kovalente Bindung. Die

lockere Bindung z. B. an Transportproteine reicht nicht aus. Neben Proteinen scheinen Polypeptide, vereinzelt auch Polysaccharid zur Komplettierung befähigt zu sein. Neuere Untersuchungen sprechen dafür, daß sogar die Polykondensation des Haptens zum polyvalenten

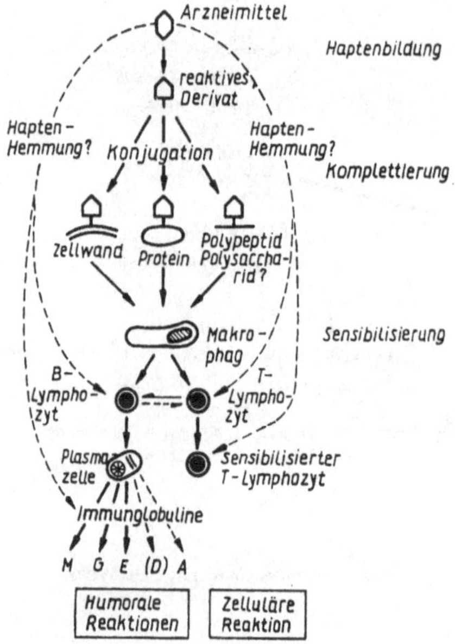

Abb. 22. Mechanismen der Arzneimittelsensibilisierung

Vollantigen führen kann. Univalente Haptene blockieren dagegen die allergische Reaktion (s. Abb. 22). Komplettierendes Körpereiweiß kann über seine Organspezifität auch eine gewisse Bedeutung für die Lokalisation der allergischen Reaktion haben. Diese recht komplizierten metabolischen Prozesse und unterschiedlichen Konjugationen machen das bunte Bild der Arzneimittelallergie und ihren oft kapriziösen Verlauf durchaus verständlich.

4.2.1.3. *Sensibilisierung*

Die Sensibilisierung erfolgt in üblicher Weise durch Aktivierung von B- und/oder T-Zellen. Die Immunantwort kann unterschiedliche Spezifitätsgrade aufweisen:

– Die Spezifität erfaßt nur eine Teilstruktur. Die allergische Reaktion kann dann auch durch andere Medikamente mit dieser Struktur ausgelöst werden (Kreuzsensibilisierung).
– Die Spezifität umfaßt die Gesamtstruktur. Andere Medikamente können Kreuzreaktionen nur dann auslösen, wenn im Stoffwechsel identische Metaboliten entstehen.
– Die Spezifität bezieht auch Teile des komplettierenden Trägermoleküls ein (z. B. Kontaktsensibilisierung s. S. 90).

Sensibilisierungen sind wesentlich häufiger als klinische Manifestationen. Bei Penizillinbehandelten konnten z. B. in 20–100% AK nachgewiesen werden, klinische Erscheinungen jedoch nur in 1–3%.

4.2.1.4. *Manifestation*

Die Manifestation erfolgt im wesentlichen über die S. 48ff. skizzierten 4 Haupttypen der allergischen Reaktion.

Typ I: Reaginbedingte Mechanismen sind vor allem für Asthma, Urtikaria, Quincke-Ödem und anaphylaktischen Schock verantwortlich.

Typ II: Dieser Typ erfordert ergänzende Bemerkungen, da es durch unterschiedliche Mechanismen zu Zellalterationen kommt. Aus verständlichen Gründen sind sie besonders eingehend bei Bluterkrankungen untersucht (s. Abb. 23):

– Haptenmechanismus: Das Medikament bindet sich

an die Zellmembran. Bei der nachfolgenden Ag-AK-Reaktion wird die Zelle einbezogen und durch C-Aktivierung zerstört (Sedormidpurpura, hämolytische Anämie nach Penizillin).

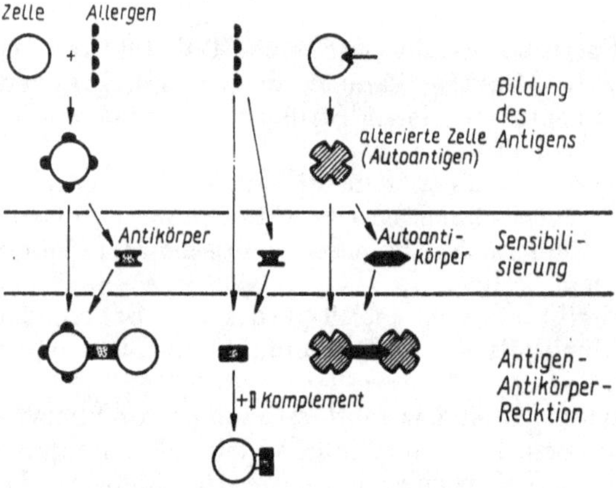

Abb. 23. Mechanismen der durch Arzneimittelallergie bedingten Hämozytopenien

— Immunkomplexmechanismus: Die Ag-AK-Komplexe entstehen im Plasma, lagern sich aber sekundär an der Zellmembran ab und lokalisieren so die pathogenen Folgen („innocent bystander"-Reaktion; Zytopenien bei Chininallergie).
— Autosensibilisierung: Die durch das Medikament veränderte Zellmembran wirkt als (Auto-)Ag. Die AK sind dementsprechend nicht durch das Medikament zu neutralisieren (möglicherweise bei hämolytischen Anämien nach α-Methyl-DOPA).

Die C-Aktivierung ist nicht Voraussetzung für den Zelluntergang, da auch AK-beladene Zellen rasch eliminiert werden.

Typ III: Bei lokaler Reaktion (Depotpräparate) entwickelt sich ein Arthus-Phänomen, bei zirkulierendem Ag ein Serumkrankheitssyndrom.

Typ IV: Der zellgebundenen Sensibilisierung werden zugeordnet die Kontaktallergie, das Arzneimittelfieber und manche Exantheme. Zum Zusammenhang zwischen Arzneimittelallergie und Autosensibilisierung s. S. 164.

Nicht selten tritt klinisch nur ein Typ in Erscheinung, die Regel dürften jedoch komplexe Sensibilisierungen sein. Ob es zur Manifestation kommt hängt u. a. ab:
- vom Verhältnis des konjugierten Haptens zur freien (blockierenden) Form bzw. zwischen mono- und bi- bzw. plurivalenten Konjugaten,
- von der relativen Bindungsstärke der verschiedenen Formen,
- von der Art der Sensibilisierung: AK und sensibilisierte Lymphozyten können sehr unterschiedliche Interferenzen zeigen, von synergistischen Effekten bis zu blockierenden (Enhancement).

Die häufigsten Ursachen der Arzneimittelallergie sind aus Tab. 10 ersichtlich.

Tabelle 10

Häufigste Ursachen der Arzneimittelallergie	
Penizillin	28,0%
Sulfonamide	17,1%
Analgetika	12,3%
Barbiturate	7,0%
Phenothiazine, Tranquillizer	3,9%
Phenylbutazon	3,1%
Procain	2,9%
Jod, Jodide	2,2%
Abführmittel	2,1%
Sonstige	21,4%

4.2.2. *Besonderheiten der Arzneimittelallergie*

Diese pathogenetischen Mechanismen machen einige Besonderheiten der Arzneimittelallergie verständlich.

4.2.2.1. *Sensibilisatorischer Index*

Der sensibilisatorische Index, d. h. die Häufigkeit allergischer Reaktionen, kann zwischen 0 und 100% liegen. Er ist entscheidend von der Struktur des Medika-

Tabelle 11

Sensibilisierungsindizes wichtiger Arzneimittel (nach RAAB)

ACTH	parenteral	3–3,5% 10,5% (Asthmatiker)
Antihistaminica	lokal	5%
Antipyrin	oral	8–10% (fixes Exanthem)
Azetylsalizylsäure	oral	0,2–3,5%
Barbiturate	oral	1%
Hydantoine:		
Phenyläthyl-H.	oral	80–90%
Phenylmethyl-H.	oral	5–10%
Diphenyl-H.	oral	1%
Insulin	parenteral	14% milde Lokalr. 1,5% Arthus-Ph. 0,1% Allgemeinr.
Lokalanästhetika	lokal	2% 1% (Fotosensibilis.)
PAS	oral	2%
Penizilline	lokal (Schleimhaut)	15%
	(Haut)	5–12% (Patienten) 0– 2% (Industrie)
	parenteral	1–3%
	oral	unter 1%
Phenothiazine	oral	bis 3%
	lokal (Pflegepers.)	3–28 (–50)%
Sulfonamide	oral, parenteral	0,3–5%
	lokal	12%
Streptomyzin	lokal	4–9% (Patienten) 3–30% (Industrie) 20% (Pflegepers.)
	parenteral	2%
Tetrazykline	lokal	1% (Industrie)
Wofapyrin	oral	1,5% (fixes Exanthem)

mentes bzw. seiner Metaboliten abhängig (s. Tab. 11). Aber auch die Art der Applikation und in gewissem Maße die Grundkrankheit spielen eine Rolle.

4.2.2.2. *Dosierung, Applikation und Dauer der Behandlung*

Für Sensibilisierung und Auslösung genügen oft Spuren, dennoch zeigt sich, daß mit der Höhe der Dosis auch die Zahl allergischer Reaktionen zunimmt (z. B. hämolytische Anämien nach Penizillin). Bei Kontaktsensibilisierungen ist die Konzentration entscheidend. Bei bestehender Sensibilisierung genügen oft winzige Dosen zur Auslösung (z. B. $^{1}/_{100}$ E Penizillin). Am stärksten sensibilisiert die Applikation auf infizierte Haut oder Schleimhaut (möglicherweise durch den Adjuvanseffekt der Infektionserreger), am geringsten die orale Zufuhr. I.m.- und s.c.-Applikation nehmen eine Mittelstellung ein. Begünstigt wird die Sensibilisierung durch Depoteffekte (z. T. durch die lokale Gewebsschädigung). Die intermittierende Anwendung sensibilisiert durch die Auffrischungseffekte (booster) stärker als die kontinuierliche (Penizillin, Rifampizin).

4.2.2.3. *Einfluß genetischer Faktoren*

Die Bedeutung genetischer Faktoren ist für die atopische Reaktion erwiesen und mahnt zu entsprechender Zurückhaltung. Offen ist noch die Frage, ob bei bestehender Arzneimittelallergie weitere Sensibilisierungen gehäuft zu erwarten sind.

4.2.2.4. *Spezifität. Kreuzreaktionen*

Von einer Gruppen- bzw. Kreuzreaktion (s. Abb. 24) spricht man, wenn sensibilisierendes und auslösendes Ag nicht identisch sind. Ihre besondere Gefahr besteht darin, daß die erste Anwendung eines Medikamentes u. U. zu lebensbedrohlichen allergischen Erscheinungen führen kann. Wichtigste Beispiele sind:

- Paragruppe (s. Abb. 24): Entscheidend für die Sensibilisierung scheint die Chinondiiminverbindung zu sein.

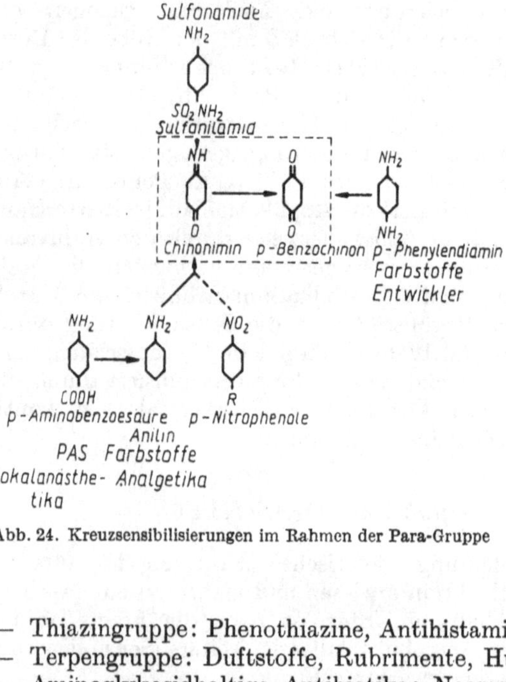

Abb. 24. Kreuzsensibilisierungen im Rahmen der Para-Gruppe

- Thiazingruppe: Phenothiazine, Antihistaminica.
- Terpengruppe: Duftstoffe, Rubrimente, Hustensäfte.
- Aminoglykosidhaltige Antibiotika: Neomyzin, Bazitrazin, Streptomyzin, Kanamyzin.
- Penizillin-Trichophytin: Am häufigsten ist die Sensibilisierung durch die Pilzinfektion. Kreuzreaktionen zwischen den verschiedenen Penizillinen sind hauptsächlich davon abhängig, inwieweit sie im Stoffwechsel zu Penizilloylverbindungen umgewandelt

werden. Auch Kreuzreaktionen mit Zephalosporinen sind möglich.

– Hydantoine – Barbiturate.

Die Häufigkeit von Gruppensensibilisierungen ist von individuellen Faktoren abhängig.

4.2.2.5. *Prädilektionsstellen*

Wenn auch im Prinzip jedes Medikament jede Reaktion auslösen kann, gibt es doch gewisse Bevorzugungen. Ursache dafür können sein

a) die Applikationsart: Bevorzugung der Stelle des Erstkontaktes (Inhalation → Lunge, Kontakt → Haut),

b) Organ- bzw. Gewebsaffinität (Sedormid → Thrombozyten, Penizillin → Erythrozyten, Sulfonamide → Gefäßendothel usw.),

c) vorbestehende Organschädigungen im Sinne eines locus minoris resistentiae.

4.2.3. *Manifestationen* (s. Tab. 12)

Da eine eindeutige Zuordnung zu den S. 48 skizzierten allergischen Reaktionen oft nicht möglich ist und kombinierte Sensibilisierungen die Regel sind, erfolgt die Klassifikation meist nach klinischen Gesichtspunkten. Die wichtigsten Manifestationen sind:

4.2.3.1. *Allgemeinreaktionen*

Anaphylaktischer Schock: Dieser akute Zusammenbruch der Kreislauffunktionen ist die bedrohlichste Reaktion. Sie wird vor allem nach Vollantigenen beobachtet (Sera, Vakzinen, Allergenextrakte, Hormone), gelegentlich aber auch nach Haptenen (s. Tab. 12). Im Vordergrund steht die reaginbedingte Sensibilisierung – ausgelöst durch

Tabelle 12
Übersicht über die wichtigsten medikamentös-allergisch bedingten Reaktionen (modifiziert nach GRONEMEYER)

	Hautveränderungen																					
	Pruritus	ekzematös	bullös	exfoliativ	multiform	mak.-papulös	Erythema nodosum	„fix"	Urtikaria, Quincke-Ödem	Purpura vasculosa	Purpura thromb.	Agranulozytose	Aplastische Anämie	Hämolytische Anämie	Cholostase	Asthma	Vaskulitis	Serumkrankheit	Anaphylaktischer Schock	Neuritis, Enzephalitis	Fieber	Hepatozellulärer Ikterus
Allergenextrakte									+							+			+!			
Allylisopropylazetylkarbamid	+				+			+			+	+										
Aminophenazon			+			+			+		+	+!		+		+				+	+	
Antihistaminika		+K				+		+	+		+	+		+		+						
Arsen und Arsenverbindungen		+K	+	+!		+		+	+		+	+	+		+	+	+			+		+
Atropin	+							+	+							+						
Barbiturate	+			+!	+	+		+	+	+	+	+					+	+				
Chinin, Chinidin		+K		+	+	+		+	+	+	+	+		+		+					+	
Chlorothiazid	+					+					+				+							
Digitoxin						+			+		+					+						
Ephedrin		+				+																
Gold, Goldsalze		+	+	+!			+		+	+		+							+			
Hydantoine			+	+	+	+		+	+	+	+	+!	+!	+			+	+				+

Insulin						+			+			+										
Isoniazid		+K		+		+				+	+	+!	+!	+	+		+					+
Jod, Jodide	+	+K	+		+		+		+	+	+					+	+	+	+!			
Kodein	+					+			+													
Lokalanästhetika		+K							+			+						+	+!			
Nifurantin				+	+	+			+	+				+				+		+	+	
Organextrakte									+							+			+!			
Penizillin	+	+K	+	+!	+	+			+	+	+			+		+	+	+	+!	+	+	(+)
Phenazetin				+				+	+		+											
Phenolphthalein	+	+			+			+	+		+	+										
Phenothiazine		+K			+	+			+			+		+	+	+						
Phenylbutazon				+	+	+	+	+			+										+	+
Pyrazolone	+		+	+	+		+	+	+		+	+!										
Quecksilberverb.	+	+K	+	+!				+	+		+	+					+	+	+!		+	
Salizylate	+		+		+		+	+	+	+	+	+		+		+			+!			
Sera und Vakzinen					+				+	+						+	+	+	+!	+		
Streptomyzin	+	+K	+	+		+			+		+			+		+		+				
Sulfonamide	+	+K		+!	+	+	+	+	+	+	+	+		+		+	+	+			+	(+)
Thiourazile	+								+		+	+!			+		+	+			+	

den massiven Einstrom des Ag in die Blutbahn. Neben Reaginen sind oft auch andere AK nachweisbar. Ihr Titer zeigt jedoch keine Relation zum anaphylaktischen Geschehen. Hinweise auf anaphylaktische Mechanismen nach zytotoxischen Reaktionen bzw. Immunkomplexreaktionen fanden sich nach Transfusionen und γ-Globulingaben. Von anaphylaktoiden Reaktionen spricht man, wenn immunologische Ursachen der Mediatorfreisetzung auszuschließen sind (z. B. Histaminliberatoren).

Serumkrankheit: Das Serumkrankheitssyndrom wird nicht nur durch Serumproteine, sondern auch zahlreiche niedermolekulare Arzneimittel nach deren Komplettierung zum Vollantigen ausgelöst. Häufigste Ursache ist heute das Penizillin. Voraussetzung ist die Persistenz des Ag über jenen Zeitpunkt hinaus, in dem die AK (IgG, IgM) auftreten. Häufigkeit und Schweregrad sind deshalb von der applizierten Dosis abhängig. Pathogenetisch führen Immunkomplexreaktionen (s. S. 72), doch scheinen auch Reagine einen gewissen Trigger- oder Verstärkereffekt zu haben. Der Titer präzipitierender

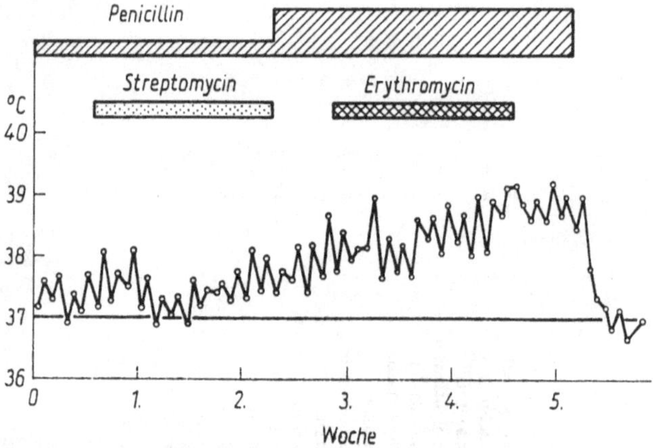

Abb. 25. Arzneimittelfieber

AK kann bei der indirekten Hämagglutination Werte über 1:1000000 erreichen. Nebenbefunde können das Auftreten des RF und heterophiler AK (bei Applikation von Pferdeserum) sein. Die typischen Erscheinungen stellen sich nach 7–12 Tagen ein. Kardinalsymptome sind Lymphknotenschwellungen, Exanthem (Urtikaria), Gelenkbeschwerden und Temperatursteigerungen, seltener Nephritiden, Vaskulitiden, Neuritiden. In der Regel kommt es zu vollständiger Heilung. Bei Depotpräparaten können sich die Erscheinungen jedoch über Monate hinziehen.

Arzneimittelfieber (s. Tab. 12 und Abb. 25): Die Genese ist noch unklar. Nicht selten finden sich auch andere Symptome der Serumkrankheit, doch wurden auch Beziehungen zu zellgebundenen Sensibilisierungen nachgewiesen.

4.2.3.2. Lokal- bzw. Organmanifestationen

Arthus-Phänomen: Es tritt in Form entzündlicher Reaktionen am Ort s.c. oder i.m. Arzneimittelapplikationen auf. Die differentialdiagnostische Abgrenzung von Infektionen ist oft schwierig.

Haut: Sie steht zahlenmäßig weitaus im Vordergrund. Urtikaria und Quincke-Ödem gehören zum atopischen Formenkreis. Vaskulitiden liegen Immunkomplexreaktionen zugrunde. Die Kontaktsensibilisierung (s. S. 90) ist ein zellgebundenes Phänomen. Die Pathogenese von Pruritus und den vielfältigen Exanthemen ist unklar. Sie können von Erythemen über morbilliforme, bullöse, multiforme, nodöse Veränderungen bis zur lebensbedrohlichen Dermatitis exfoliativa und epidermalen Nekrolyse (Lyell) reichen (s. Tab. 12).

Blutbildendes System: Die Mechanismen der Zytopenien sind S. 101 geschildert, die wichtigsten Ursachen in der Tab. 12 angegeben. Eine allergische Mononukleose wurde z. B. nach PAS und Streptomyzin beschrieben.

Herz-Kreislauf: Eine allergische Myokarditis ist intra

vitam kaum zu diagnostizieren. Flüchtige EKG-Veränderungen sind nicht selten. Bedeutsamer sind Vaskulitiden unterschiedlicher Lokalisation von der Haut über das Schönlein-Henoch-Syndrom bis zum Vollbild der Periarteritis nodosa.

Lungen: Asthmaanfälle treten vor allem nach inhalativer Ag-Zufuhr auf. Flüchtige oder auch protrahierter verlaufende Infiltrationen stehen wahrscheinlich in Beziehungen zu Vaskulitiden.

Leber und Gallenwege: Der Arzneimittelikterus kann in 2 Formen auftreten

- infolge intrahepatischer Cholostase (hepatokanalikulär; durch Schädigung der Membran der Gallenkapillaren) z. B. durch Tranquillizer, Thiourazil und Methimazol, orale Antidiabetica, Kontrazeptiva, Erythromyzin und INH,
- infolge Leberzellschädigung z. B. nach Halothan, Hydantoinen, Indometazin, Karbutamid, Sulfonamiden und PAS. Die pathogenetischen Mechanismen sind noch unbekannt.

Niere: Immunkomplexnephritiden (z. T. mit nephrotischem Einschlag) wurden nach Sulfonamiden, Phenylbutazon und Penizillamin beobachtet. Die Pathogenese interstitieller Nephritiden nach Sulfonamiden, Methizillin, Ampizillin und Diuretica sind in ihrer Pathogenese noch umstritten.

Sonstige Manifestationen: Seltene Manifestationen sind Enzephalopathien, Neuritiden, Arthalgien, Gelenkhydrops.

4.2.4. Diagnostik

Im Vordergrund steht vorerst noch die klinische Diagnostik (Anamnese, Karenzversuch). Die Schwierigkeiten der immunologischen Diagnostik resultieren daraus, daß

- nur ausnahmsweise das unveränderte Medikament als Ag fungiert,

- die Komplettierung mit unterschiedlichen Trägermolekülen erfolgen kann,
- sehr unterschiedliche Immunreaktionen ausgelöst werden können, die adäquate Nachweismethoden erfordern,
- die AK bzw. sensibilisierten Lymphozyten nicht konstant nachweisbar sind.

Andererseits können durch pharmakologische Effekte positive Reaktionen vorgetäuscht werden (Hautreizung, Histaminliberation, unspezifische Lymphozytenstimulation.)

Die wichtigsten Möglichkeiten sind

- Die *Hauttestung:* Die i.c.-Testung ist recht zuverlässig bei Vollantigenen (Proteinen). Abgesehen von der Gefahr der Auslösung von allergischen Reaktionen stehen bisher nur für Penizillin geeignete Testsubstanzen zur Verfügung. Die Epikutantestung ist die Methode der Wahl bei Kontaktsensibilisierungen.
- Die *Provokationstestung* (s. S. 244): Die Zufuhr selbst einer geringen Dosis kann zu allergischen Allgemeinreaktionen führen und sollte deshalb Ausnahmefällen vorbehalten bleiben.
- Die *In vitro-Diagnostik:* Nahezu alle immunologischen Methoden wurden auch zum Nachweis der Arzneimittelallergie eingesetzt. Die noch weitgehend ungeklärten Ag-Probleme schränken den Wert für die Praxis erheblich ein. Positive Reaktionen sind nicht immer klinisch relevant.

4.2.5. Prophylaxe und Therapie

Auf ein Medikament sollte immer verzichtet werden, wenn

a) es früher zu Unverträglichkeitserscheinungen führte (auch wenn Arzneimittelallergien spontan erlöschen können),

b) die Testung oder In vitro-Reaktionen positiv sind (auch wenn dies ohne klinische Relevanz sein kann).

Bei gesicherter Allergie sollte Vorsorge getroffen werden, daß ein späterer Kontakt vermieden wird (Eintragung in SV-Ausweis o. ä. Information).

Die *Desensibilisierung* (s. S. 255) ist Ausnahmefällen vorbehalten (Insulin, Serum). Wegen ihres oft zeitlich befristeten Effektes ist sie nur bei unmittelbar anschließender therapeutischer Anwendung sinnvoll (Schnelldesensibilisierung). Ein neuer Weg könnte sich über die *Haptenhemmung* eröffnen, die bei Penizillinallergie erste Erfolge hatte: Monovalente Konjugate können keine allergische Reaktion auslösen, wohl aber die Rezeptoren blockieren. Bei Penizillinallergie wurde prophylaktisch ein N-Benzyl-Penizilloyl-N-Formyllysin (BPOFLYS) eingesetzt. Die manifeste allergische Reaktion kann nur symptomatisch behandelt werden.

Heterologe Sensibilisierung bei Infektionen (s. S. 28).

5. Isologe Sensibilisierung

Isoantigenen liegen genetische Unterschiede zwischen Individuen derselben Spezies zugrunde. Auf ihrer Basis entwickelt sich im Verlaufe der Ontogenese jene Individualspezifität, die entscheidend für die Immunabwehr nach außen und innen ist. Solche Isoantigene wurden an zahlreichen Strukturen nachgewiesen, z. B. an Erythrozyten, Leukozyten, Thrombozyten, aber auch Plasmaproteinen (z. B. Ig mit dem Gm-, InV-, ISf-Merkmalen; Haptoglobine, Lipoproteine, Transferrin) u. a. m. Neben zellspezifischen Antigenen (z. B. an Blutzellen) gibt es solche, die verbreitet vorkommen (z. B. AB0-System, HLA-Antigene).

Unter physiologischen Bedingungen kann es zur Sensibilisierung nur durch Schwangerschaften oder zufällige Kreuzreaktionen mit Ag der Umgebung kommen. Die klinische Bedeutung wächst erheblich durch iatrogene Eingriffe in die Antigenkonstanz des Organismus (Transfusion, Transplantation).

5.1. Transfusionsimmunologie

5.1.1. Blutgruppen und Bluttransfusionen

Seit dem Altertum wurde immer wieder versucht, Erkrankungen durch Bluttransfusionen zu heilen. Erst um die Jahrhundertwende zeichnete sich eine Erklärung der zahlreichen Mißerfolge ab, als LANDSTEINER die ersten Blutgruppenmerkmale nachwies. Inzwischen sind mehr als 20 Systeme bekannt. Sie geben — ebenso wie die H-Antigene — die Basis für eine praktisch individuelle Ag-Struktur ab. Ihre Bedeutung für die Immunüberwachung ist jedoch noch umstritten. Andererseits können die Blutgruppenmerkmale auch Ursache spontaner (Morbus hämolyticus neonatorum) oder iatrogen ausgelöster Zwischenfälle (Transfusion) sein.

5.1.1.1. Blutgruppen

5.1.1.1.1. AB0(H)-System

Dieses System wurde als erstes (LANDSTEINER 1910) entdeckt. Bis heute sind 5 *Merkmale* bekannt, die in folgender Häufigkeit auftreten (in Klammern die entsprechenden Genotype)

A_1 (A_1A_1, A_1A_2, A_10)	37,0%
A_2 (A_2A_2, A_20)	10,5%
B (BB, B0)	11,5%
A_1B(A_1B) A_2B(A_2B)	41,0%

Weitere Subtypen des A- wie auch B-Merkmals wurden gesichert. Ihre Immunogenität ist geringer, deshalb sind Verwechslungen mit der Blutgruppe 0 möglich. Die Bezeichnung Blutgruppe „0“ führt oft zu dem Trugschluß, daß diese Erythrozyten keine Ag tragen. Dies trifft schon deshalb nicht zu, weil sie Träger anderer Merkmale sind. Darüber hinaus konnte gezeigt werden, daß sie auch ein Ag des AB0-Systems besitzen, welches als *H-Merkmal* bezeichnet wurde. Es ist deshalb korrekter, vom ABH-System zu sprechen. Dieses H-Merkmal findet sich in unterschiedlichem Maße an allen Erythrozyten. Am reichsten sind 0-Erythrozyten, am ärmsten die der Gruppe AB, bei denen die H-Substanz weitgehend in A und B umgewandelt wurde. Anti-H-Seren können nur durch heterologe Sensibilisierung gewonnen werden. Lediglich bei dem sehr seltenen Bombay-Typ fehlen tatsächlich alle Merkmale des ABH-Systems (0h). Die Ag des ABH- (wie auch des Lewis-)Systems kommen auch in Sekreten vor. Die Fähigkeit, die Substanzen in die Sekrete abzugeben, hängt von einem dominanten Gen Se ab, welches bei 80% der Bevölkerung vorhanden ist („*Sekretoren*“). Entscheidend für die Immunogenität ist eine Kohlenhydratkomponente, die an das Peptidgerüst gebunden ist (M = 200000 bis 1000000 D). Sie zeigt Verwandtschaft mit gewissen Pneumokokkenpolysacchariden.

Mit dem ABH-Antigen kreuzreagierende Verbindungen sind in der Natur weit verbreitet, so z. B. in den Drüsen des Magen-Darm-Traktes von Tieren (Pferd, Kuh, Schwein), in verschiedenen Parasiten und Mikroorganismen sowie in Pflanzen. Dieses verbreitete Vorkommen spielt eine wesentliche Rolle für die Entstehung natürlicher Isohämagglutinine (s. S. 119). Die Substanz des ABH-Systems findet sich — wie übrigens die des MN- und P-Systems — auch an Leukozyten und Thrombozyten. An Membranen der Gefäßendothelien und gewisser Epithelzellen (Haut, Zunge, Ösophagus, Urogenitaltrakt) wurden mittels Immunfluoreszenz ebenfalls ABH-Substanzen nachgewiesen. Sie müssen deshalb bei der Auswahl vom Transplantatspender berücksichtigt werden. Die ABH-Merkmale sind bei der Geburt vorhanden, wenn auch noch nicht in voller Stärke. Sie können selbst an recht unreifen Vorläufern der Erythrozyten im Knochenmark nachgewiesen werden.

Antikörper: Normalerweise finden sich im Serum die komplementären Antikörper zu den entsprechenden Blutgruppenantigenen – bei der Blutgruppe A z. B. Anti-B, bei B Anti-A und bei 0 Anti-A + Anti-B. Man unterscheidet „natürliche" Antikörper, bei denen ein Sensibilisierungsmechanismus nicht nachzuweisen ist und „Immun"-Antikörper. Auch die „natürlichen AK" sind auf eine Immunisierung zurückzuführen (kreuzreagierende Ag der Umgebung). Im Gegensatz zu den Iso-AK gehören sie der IgM-Klasse an. Immun-AK entwickeln sich z. B. durch Schwangerschaften oder Transfusionen. Sie gehören vorwiegend der IgG-Klasse an. Ihr Titer ist wesentlich höher. Ihre besondere Bedeutung besteht darin, daß sie diaplazentar übertragen werden können. Natürliche Anti-H-AK finden sich nur beim Bombay-Typ.

5.1.1.1.2. Rh-System

Das erste *Merkmal* des Rh-Systems wiesen LANDSTEINER und WIENER 1940 durch Sensibilisierung von Kaninchen mit Erythrozyten von Rhesusaffen nach. Zu diesem Merkmal (heute D) kamen weitere, die dann zum Rh-System zusammengefaßt wurden. Sie werden durch allele Genpaare (D, d; C, c; E, e) determiniert. Von den zu erwartenden AK wurde lediglich Anti-d bisher noch nicht nachgewiesen. Die Ergebnisse der Typisierung bei der Durchschnittsbevölkerung sind in der Tab. 13 zusammengefaßt. In der Durchschnittsbevölkerung findet sich das Merkmal D (Rh) in 85%, C (rh') in 70%, c (hr') in 80%, E (rh'') in 30% und e (hr'') in 97%.

Die Bestimmung des Genotyps hat über die forensischen Fragestellungen hinaus auch praktische Bedeutung, wenn es gilt, die Gefahr eines M. haemolyticus neonatorum auf der Basis von Inkompatibilitäten im

Rh-System abzuschätzen. Da das D-Merkmal weitaus am wichtigsten ist, konzentriert sich das Interesse besonders auf die Unterscheidung von D und d.

Antikörper: Weitaus am bedeutsamsten sind die Anti-D-AK, die nahezu regelmäßig bei Transfusion entsprechend ungleichen Blutes gebildet werden und bei erneutem Kontakt zu bedrohlichen Reaktionen führen

Tabelle 13

Merkmale und Häufigkeiten im Rh-System

Reaktion mit Antiserum gegen C D E c e	wahrscheinlichster Genotyp	Häufigkeit	mögliche andere Genotype	Häufigkeit
+ + − + +	CDe/cde	32,7%	CDe/cDe	2,2%
+ + − − +	CDe/CDe	17,7%	DCe/Cde	0,8%
+ + + + +	CDe/cDE	12,0%	CDe/cdE Cde/cDE	1,5%
− + + + +	cDE/cde	11,0%	cDE/cDe	0,7%
− + + + −	cDE/cDE	1,9%	cDE/cdE	0,3%
− + − + +	cDe/cde	2,0%	cDe/cDe	0,07%

nach Race und Mitarb.

können. Eine weitere Sensibilisierungsmöglichkeit ist der Übertritt fetaler D-Erythrozyten in das Blut der Mutter. Da die D-Sensibilisierung die häufigste Ursache des M. haemolyticus neonatorum ist, muß bei Frauen im gebärfähigen Alter die D-Konstellation bei der Auswahl von Blutspendern unbedingt berücksichtigt werden. Die anderen Rh-Antigene spielen eine geringere Rolle, können aber ebenfalls Transfusionszwischenfälle auslösen. Ein Rh-negativer cde/cde-Patient sollte deshalb nach Möglichkeit auch kein Blut erhalten, welches den Faktor C oder E enthält. Als „Rh-negative" Spender sind nur solche zu bezeichnen, die tatsächlich die Konstellation cde/cde aufweisen. Die übliche Unterscheidung Rh+ (= D) und Rh- (= d) ist unzureichend.

Die Rh-Antikörper sind in hohem Maße „inkomplett“, d. h. mit der üblichen Technik in Salzlösung nicht zu erfassen. Die Differenzierung setzt deshalb die Anwendung von Albumin-, Antiglobulin- oder Enzym-Techniken voraus. Aus demselben Grund ist die Kreuzprobe in der üblichen Weise von beschränktem Wert und sollte im negativen Fall zurückhaltend interpretiert werden.

5.1.1.1.3. Sonstige Systeme (s. Tab. 14)

5.1.1.2. Blutgruppenantikörper und ihre Nachweismethoden

Diese AK können als *„natürliche“ Antikörper* auch physiologischerweise vorkommen, so z. B. die Isoagglutinine des AB-Systems. In diesen Fällen wird angenommen, daß die weite Verbreitung kreuzreagierender Antigene zur Sensibilisierung führt. Dem entspricht auch, daß diese Antikörper erst 3—6 Monate nach der Geburt auftreten. In der Regel gehören sie dem IgM-Typ an. Natürliche Antikörper finden sich auch gegen H (Bombay-Gruppe), gegen P_2 (bei P_2-negativen Personen), gegen I (bei Fehlen dieses Merkmals), gegen den Lewis-Faktor sowie — nicht regelmäßig — auch Anti-N und Anti-S. Die entsprechenden *Immun-Antikörper* entstehen in der Regel durch Übertragung gruppenungleichen Blutes oder Übertritt fetaler Erythrozyten in den mütterlichen Kreislauf unter der Geburt. Der Titer dieser Immun-Isoantikörper ist meist wesentlich höher. In der Regel gehören sie der IgG-Klasse an.

Nach ihrem Verhalten bei Agglutinationsreaktionen unterscheidet man komplette und inkomplette Antikörper. *Komplette* führen auch in Salzlösungen zur Agglutination und — bei Anwesenheit von Komplement — zur Hämolyse. Bei den *inkompletten* wird die Reaktion

Tabelle 14

Blutgruppensysteme

System	Genotyp	Phänotyp	Häufigkeit	Bemerkungen
MN	MM	M	M 78%	Mindestens 8 Subtypen, schwache Ag, keine wesentliche Bedeutung.
	MN	MN	N 72%	Beziehungen zum Ss-System
	NN	N		
Ss	SS	S	S 55%	Vereinzelt Ursache von Transfusionsreaktionen und Mhn. Zahlreiche
	Ss	Ss	s 89%	Subtypen
	ss	s		
P	P_1P_1, P_1P_2, P_1p	P_1 (P+)		Natürliche AK kommen mit niedrigem Titer vor. P_1-ähnliche Substanzen im Hundebandwurm!
	P_2P_2, P_2p	P_2 (P−)		Donath-Landsteiner-AK haben P-Spezifität
	pp	P (Tj(a−))	p 0,1%	
Lutheran		Lu (a)	Lu^a 7,6%	Geringe Immunogenität, AK vor allem nach Isosensibilisierung.
		Lu (b)	Lu^b 99,9%	Klinische Bedeutung unsicher
Kell		K	K 9%	Relativ hohe Immunogenität, Ursache von Transfusionsreaktionen
		k	k 99,9%	und Mhn
		K^o		
Duffy	Fy^a/Fy^a	Fy (a+b−)		Transfusionszwischenfälle und Mhn möglich
	Fy^a/Fy^b	Fy (a+b+)		

	Fy^b/Fy^b	Fy (a−b+)		
	?	Fy (a−b−)		
Lewis	LL Se/Se, Se/se	Le (a−b+)	72%	Vorläufer der H-Substanz. Von Sekretoren (Se/se) kontrolliert. Erst sekundär an Erythrozyten gebunden. Oft natürliche AK. Transfusionsreaktionen möglich
	Ll Se/Se, Se/se	Le (a+b+)		
	LL Se/se, Ll	Le (a+b−)	22%	
	ll Se/Se, Se/se; LL, Ll se/se	Le (a−b−)	6%	
Kidd	IK^a, IK^b	analog Duffy		Mhn möglich
X_g				geschlechtsgebunden-dominant vererbt. Wahrscheinlich ohne klinische Bedeutung
Ii				I verwandt mit H-Ag. Anti-i-Ak bei infektiöser Mononukleose. I nahezu ausschließlich bei Erwachsenen, i bei Neugeborenen

Weitere Systeme bzw. Merkmale: Yt (Yta, yta), Diego* (Di(a), Di(b)), Cs(a), Do(a), Au(a), Bu(a), Bg(a, b, c), Sm, Sd mit den Erythrozyten erst durch entsprechende Modifikationen der Agglutination sichtbar (s. S. 123). Die hämolytische Aktivität ist im wesentlichen auf die Antikörper gegen A, B und Le[a] beschränkt und auch in diesen Fällen relativ schwach. Die Tatsache, daß Rh-Antikörper in der Regel nicht unmittelbar hämolysieren, wird darauf zurückgeführt, daß die relativ geringe Zahl von Determinanten an der Zelloberfläche nicht die für die Komplementaktivierung erforderliche benachbarte Bindung zweier IgG-Moleküle ermöglicht (s. S. 69).

Auch bei Ausnutzung aller derzeit zur Verfügung stehenden Möglichkeiten gelingt es nicht, alle Inkompatibilitäten zu erfassen. Nicht identifizierte äußern sich darin, daß die Spender-Erythrozyten beim Empfänger eine wesentlich kürzere Lebensdauer (gemessen an der Halbwertszeit ^{51}Cr-markierter Erythrozyten) haben als beim Spender oder einem anderen Empfänger. Für die Durchführung der Blutgruppenbestimmung und andere Transfusionsprobleme bestehen gesetzliche Festlegungen (Anordnung über den Blutspende- und Transfusionsdienst vom 7. 3. 1962 mit ergänzenden Richtlinien bzw. Anordnungen).

5.1.1.2.1. Typisierung der Erythrozyten

In der Praxis ist es nicht möglich — aber auch nicht nötig —, alle genannten Merkmale zu erfassen. Man beschränkt sich deshalb in der Regel auf die Merkmale des ABH-Systems und das D-Merkmal. Erythrozyten, die das Merkmal D nicht tragen, werden oft als „Rh-negativ" bezeichnet. Für die Blutgruppen-Bestimmungen von Blutspendern reicht diese Charakterisierung allerdings nicht aus. Sie müssen zusätzlich mit Anti-C- und Anti-E-Seren untersucht werden, da sie bei Empfängern mit den Konstellationen Cde, cdE und cde zur Sensibilisierung führen. Als „Rh-negativ" sollten nur Spender bezeichnet werden, die die Merkmale cde tragen.

Für die Agglutinationsreaktionen werden die zu untersuchenden Erythrozyten in physiologischer NaCl-Lösung gewaschen. Zur Untersuchung auf Testplatten werden 3%ige, für die Untersuchung im Reagenzglas 1%ige Erythrozyten-Suspensionen empfohlen. Für den Nachweis der Antigene des ABH-Systems sind im Prinzip die Testseren Anti-A und Anti-B ausreichend. Ein (Anti-A- + Anti-B-)-Serum (Blutgruppe 0) erlaubt jedoch eine zuverlässigere Identifizierung der Blutgruppe 0 gegenüber einer solchen mit schwach ausgeprägtem Merkmal A (A_x). Die typischen Konstellationen der Blutgruppenbestimmung zeigt die Abb. 26a. Eine weitere Präzisierung der Blutgruppe kann über den Nachweis der im Serum vorhandenen Iso-Agglutinine erfolgen. Die typischen Reaktionsausfälle sind aus der Abb. 26b ersichtlich. Bei irregulärem Verhalten liegen atypische Antikörper oder nicht zum ABH-System gehörende Agglutinine vor, die näher identifiziert werden müssen.

Der Nachweis des Merkmals D kann mit kompletten (agglutinierenden) oder inkompletten (konglutinierenden) Antikörpern erfolgen. Im ersteren Fall wird zur Testung eine 5%ige Suspension der zu untersuchenden Erythrozyten in physiologischer NaCl-Lösung, im letzteren eine analoge Suspension in einem „Supplement" (Albumin oder einer anderen kolloidalen Lösung) mit dem Anti-D-Testserum bei 37°C inkubiert. Die typischen Reaktionsausfälle zeigt die Abb. 26c. In analoger Weise können auch die Merkmale C und E identifiziert werden.

5.1.1.2.2. *Kreuzprobe*

Zur kompletten Kreuzprobe gehört die Beurteilung der Reaktion des Empfänger-Serums mit den Spender-Erythrozyten (Major-Test), wie auch die des Spender-Serums mit den Empfänger-Erythrozyten (Minor-Test). Auf den Minor-Test wird gelegentlich verzichtet unter der Annahme, daß das Spender-Serum im Empfänger so verdünnt wird, daß eine pathogene Antigen-Antikörper-Reaktion nicht mehr zustande komme. Für hochtitrige Seren trifft dies jedoch keineswegs zu. Da ein großer Teil der Antikörper „inkomplett" ist, muß die Kreuzprobe

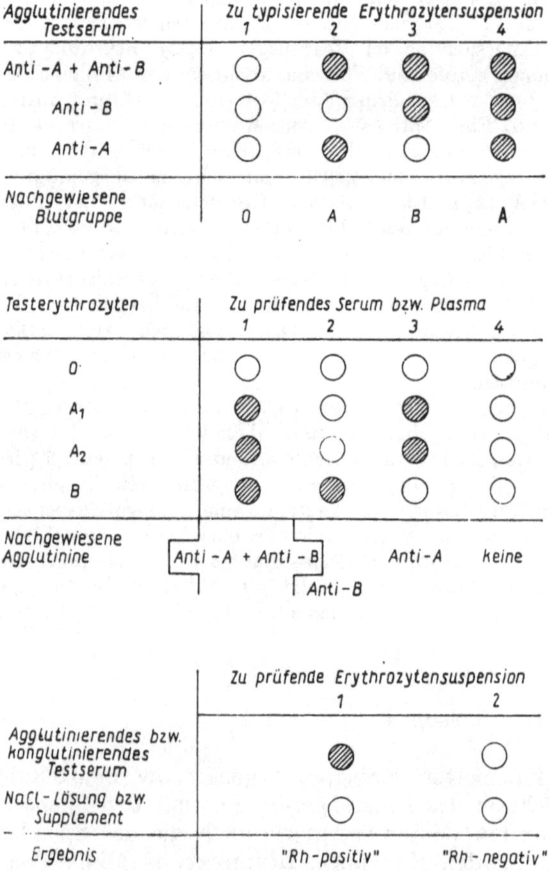

Abb. 26. Typisierung von Erythrozyten

a) Bestimmung der AB0-Merkmale der Erythrozyten

b) Nachweis von Iso-Agglutininen des AB0-Systems

c) Nachweis des D-Merkmals

sowohl in physiologischer NaCl-Lösung als auch in Supplement durchgeführt werden. Die Identifizierung von Antikörpern, die nicht gegen die Merkmale A, B oder D gerichtet sind, ist eine Angelegenheit von Speziallabors.

5.1.1.3. Bedeutung der Blutgruppen

Ähnlich wie die Histokompatibilitäts-Ag (s. S. 136) führt die Vielfalt der Blutgruppen zu einer (unter Nichtverwandten) nahezu individualspezifischen Struktur der Erythrozytenmembran. Im Widerspruch zu der vermuteten Bedeutung für die Immunüberwachung (s. S. 38) steht jedoch die meist relativ geringe Immunogenität. Da die stärker immunogenen Merkmale A, B und D auch an anderen Körperzellen vorhanden sind, müssen sie bei der Transplantation berücksichtigt werden. Die AK bei paroxysmaler nächtlicher Hämoglobinurie sind gegen P_2 gerichtet, die Kälteagglutinine nach Mykoplasmeninfektionen oft gegen I, nach infektiöser Mononukleose gegen i. Die entscheidende klinische Bedeutung der Blutgruppen liegt jedoch in Transfusionsreaktionen und dem Morbus hämolyticus neonatorum.

5.1.1.3.1. Transfusionszwischenfälle

Die Übertragung inkompatibler Erythrozyten ist die häufigste Ursache von Transfusionszwischenfällen. Sind hochtitrige AK vorhanden, kann sich die Symptomatik innerhalb weniger Minuten entwickeln. Von diesen akuten Zuständen bis zu klinisch nur durch den kürzeren bzw. geringeren Effekt der Transfusion in Erscheinung tretenden sind die Übergänge fließend. Von besonderer pathogenetischer Bedeutung ist der Erythrozytenzerfall durch die Komplementhämolyse (s. S. 69), aber auch C-unabhängige Mechanismen des Zellunterganges spielen eine Rolle. Im allgemeinen setzt man voraus, daß die mit dem Blut übertragenen Antikörper des Spenders im Empfänger so verdünnt werden bzw. die Relation zwischen Antigen und Antikörper so hoch ist, daß die Antigen-Antikörper-Reaktion keine wesentliche pathogenetische Auswirkung hat. Von dieser Vorstellung ausgehend wird die Anwendung von 0-Blut (Anti-A + Anti-B) als „Universalspender“ für Notfälle verständlich. Dies gilt allerdings nur, wenn die im allgemeinen niedrigtitrigen natürlichen Antikörper vorhanden sind. Enthält das Serum Immun-Isoantikörper, kann der Titer so hoch sein, daß durch die Transfusion bedrohliche hämolytische Reaktionen ausgelöst werden. Aus diesem Grund sollte die Anwendung von 0-Blut immer ein Notbehelf bleiben. Bedrohliche Situationen können sich auch entwickeln, wenn einem A_2- oder A_2B-Empfänger nach 0-Blut (Anti-A und Anti-A_1) anschließend A_1- oder A_1B-Blut übertragen wird, da in diesem Fall Anti-A_1 nicht durch die Empfänger-Erythrozyten gebunden wird und eine relativ hohe Aktivität gegen die nachfolgend übertragenen A_1-tragenden Spender-Erythrozyten resultiert. Pathogenetische Auswirkungen von — mit dem Spenderblut übertragenen — Rh-Isoantikörpern sind ausgesprochen selten. Seltener — und in der Regel auch leichter und protrahiert verlaufend — sind Transfusionsreaktionen durch Inkompatibilitäten von Leukozyten und Thrombozyten (s. S. 128).

5.1.1.3.2. Morbus hämolyticus neonatorum (Mhn)

Ganz im Vordergrund steht das Rh-System (insbesondere die Konstellation Mutter d/Fet D mit 90%, wesentlich seltener c/C). Vereinzelt können auch Inkompatibilitäten im Kell-, Duffy-, MNSs- und Kidd-

System eine Rolle spielen. Inkompatibilitäten im ABH-System führen relativ selten zum Mhn, die natürlichen AK können sogar die Sensibilisierung durch Rh-Unterschiede verhindern.

Entscheidend ist die Sensibilisierung der Mutter

– durch Schwangerschaften (der Übertritt fetaler Erythrozyten erfolgt in der Regel erst unter der Geburt, das erste Kind ist deshalb gesund). 6 Monate nach der Entbindung des ersten D-Kindes sind bei d-Müttern in 4–8% Anti-D-AK nachzuweisen (bei ABH-Inkompatibilität nur in 0,8%). Der Prozentsatz steigt mit jeder weiteren Schwangerschaft an und gefährdet in entsprechendem Maße die nachfolgenden Kinder,
– durch Transfusionen. Die Übertragung von Blut ohne Berücksichtigung des D-Merkmals ist ein Kunstfehler. Ein Rh-negativer (d) Spender sollte zudem hinsichtlich seiner weiteren Rh-Merkmale typisiert werden.

Die entstehenden Iso-AK (IgG) sind plazentagängig und bewirken den Untergang der fetalen Erythrozyten, vielleicht auch anderer Ag-haltiger Zellen. Die wesentlichen Manifestationen des Mhn sind Folgen der Hämolyse (Anoxie, Bilirubineinlagerungen usw.).

Die wichtigste Prophylaxe ist die Verhinderung von Isosensibilisierungen durch Transfusion. Ein entscheidender weiterer Schritt war die Einführung der Anti-D-Prophylaxe: Bei d/D-inkompatiblen Schwangerschaften werden innerhalb von 36 (–72) h nach der Entbindung 200 (–300) µg Anti-D-IgG appliziert. Die Zahl der Sensibilisierungen und die Häufigkeit des Mhn konnte damit um etwa 90% gesenkt werden. Die Verhinderung der mütterlichen Sensibilisierung wird zurückgeführt auf

– den raschen Abbau der fetalen D-Erythrozyten und/oder
– die Blockade der fetalen D-Antigene.

Versager sind – abgesehen von Unterdosierungen oder verspäteten Gaben – auf andere Inkompatibilitäten zurückzuführen.

5.1.2. *Leukozytenisosensibilisierung*

Leukozyten tragen ebenfalls Isoantigene. Neben den HLA-Antigenen wurden auch granulozytenspezifische Ag nachgewiesen (s. Tab. 15). Lymphozytenspezifisch sind Ly^{D1}, Ly-Co und Ly-Li. Die Kenntnis ist aber

Tabelle 15

Leukozyten- und Thrombozyten-Antigene (nach GOUDEMAND et al.)

Zellen	Antigen	Häufigkeit	übliche Nachweismethoden
Lymphozyten	Ly^{D1}	0,36	KBR
neutrophile Granulozyten	NA1	0,56	Leukozyten-Agglutination
	NA2		
	NB1	0,95	
	NC1	0,89	
	9a	0,57	
Thrombozyten	$Zw^a(Pl^{A1})$	0,98	Thrombozyten-Agglutination oder KBR
	Zw^b	0,26	
	Ko^a	0,15	Thrombozyten-Agglutination
	Ko^b	0,99	
	Pl^{E1}	0,99	KBR
	Pl^{E2}	0,05	
	Du20	0,22	Antiglobulin-Konsumption

noch sehr lückenhaft. Die Immunogenität ist relativ gering. Entsprechende klinische Erscheinungen sind bei Unverträglichkeiten recht selten. Sie können vor allem in 2 Situationen pathogen werden:

5.1.2.1. *Nichthämolytische Transfusionsreaktionen*

Bei Übertragung von Leukozyten auf bereits Sensibilisierte (Mehrfachtransfusionen) kommt es zu Temperatursteigerungen durch Freisetzung pyrogener Substanzen mit einer zeitlichen Verzögerung von 1—2 (—24) h.

Die Fibrinolysesteigerung kann zu bedrohlichen Blutungen führen. Leichtere Erscheinungen sind in bis zu 35% nachzuweisen. Auch die Übertragung AK-haltigen Serums kann ähnliche Auswirkungen haben. Mit der Verbesserung der Typisierungsmöglichkeiten sollten bei wiederholten Transfusionen auch diese Unterschiede berücksichtigt werden.

5.1.2.2. Transitorische Granulozytopenie bei Neugeborenen

Sie entwickelt sich in analoger Weise wie der Mhn, erreicht allerdings selten bedrohliche Ausmaße. Nach dem 3.—11. Tag steigen die Granulozytenzahlen wieder an. Zellspezifische Ag scheinen bedeutsamer zu sein als die HLA-Ag.

5.1.3. Thrombozytenisosensibilisierung

Die wichtigsten bisher bekannten Thrombozyten-Isoantigene sind in der Tab. 15 zusammengefaßt. Die Immunogenität ist im allgemeinen gering. Nach 10—25 Transfusionen finden sich AK in 14%, nach 100 in 80%, bei Schwangeren in weniger als 2%.

Ihre praktische Bedeutung liegt darin, daß sie den Erfolg von Thrombozytentransfusionen zunichte machen können. Sie sind aber auch für 2 Krankheitsbilder verantwortlich:

5.1.3.1. Transfusionspurpura

Sie ist sehr selten und entwickelt sich etwa 1 Woche nach der Transfusion. Von besonderer Bedeutung scheinen AK gegen das Merkmal Zw^{a} zu sein. Entscheidend ist wahrscheinlich, daß auch die körpereigenen

Thrombozyten in die Immunreaktion einbezogen werden. Innerhalb von 2–6 Wochen normalisieren sich die Thrombozytenzahlen wieder.

5.1.3.2. Transitorische Thrombozytopenie bei Neugeborenen

Sie entwickelt sich in ähnlicher Weise wie der Mhn. Insgesamt ist sie sehr selten (0,02‰), geht aber oft mit bedrohlichen Blutungen einher. Die Therapie besteht in Austauschtransfusionen (vor allem von der Mutter).

5.2. Transplantation

Die Transplantationsforschung hat in besonderem Maße zur Entwicklung der Klinischen Immunologie beigetragen, da – im Gegensatz zu den Immunerkrankungen – eine wesentlich einfachere Situation vorliegt. Dennoch entziehen sich auch hier heute noch entscheidende Mechanismen unserer Kenntnis.

Aus immunologischer Sicht unterscheidet man

a) Autotransplantate: Das Transplantat wird von einer Körperregion auf eine andere übertragen (Haut, Knochen, Knorpel). Immunologische Probleme sind damit nicht verbunden.

b) Isotransplantate: Die Übertragung erfolgt zwischen genetisch identischen Individuen – im Tierversuch innerhalb reiner Inzuchtstämme, beim Menschen zwischen eineiigen Zwillingen. Auch hier sind keinerlei Immunbarrieren zu überwinden.

c) Allotransplantate (Homotransplantate): Übertragung zwischen Individuen derselben Spezies, die genetisch nicht identisch sind. Der Erfolg hängt entscheidend von der immunologischen Kompatibilität ab. Diese Form ist in praxi am bedeutsamsten.

d) Xenotransplantate (Heterotransplantate): Übertragung von einer Spezies auf eine andere. Diese Transplantate werden ausnahmslos mehr oder weniger rasch abgestoßen und haben deshalb in der Klinik vorerst keine Bedeutung.

5.2.1. *Die Transplantationsreaktion*

Genetische Unterschiede zwischen Spender und Empfänger führen in jedem Falle zu einer Immunreaktion, wenn sie auch nicht immer zum Untergang des Transplantates führen muß. Die Verhältnisse sind besonders eingehend an der Hauttransplantation untersucht. Bei der Übertragung anderer Gewebe oder Organe sind sie im prinzipiellen identisch. Je nach dem, ob die Übertragung auf einen nichtsensibilisierten oder einen bereits sensibilisierten Empfänger erfolgt, unterscheidet man eine Primär- von einer Sekundärreaktion.

5.2.1.1. *Mechanismus der Transplantatabstoßung*

5.2.1.1.1. *Primärreaktion (first set-Reaktion)*

Sofern nicht auf chirurgischem Wege Gefäßverbindungen hergestellt werden, erfolgt die Ernährung zunächst durch Diffusion. Ab 2. Tag beginnt die Vaskularisation, die bis zum 7. Tag abgeschlossen ist. Der Verlauf ist bis hierher bei Auto- und Allotransplantation identisch. Beim nicht kompatiblem Allotransplantat kommt es ab 7. Tag zu zunehmender Einwanderung von Empfängerlymphozyten. Das Gewebe wird ödematös und schließlich nekrotisch. Der Ablauf dieser Veränderungen hängt maßgeblich von den Antigenunterschieden zwischen Spender und Empfänger ab. Von der funktionell vollwertigen Einheilung bis zur Abstoßung nach 8–12 Tagen gibt es alle Übergänge. Neben Histoinkompatibilitäten spielen auch unspezifische Transplantat- bzw. Wirtsfaktoren eine Rolle. So werden Knorpel, Kornea und Lebergewebe wesentlich besser toleriert als z. B. Haut und Niere.

5.2.1.1.2. *Sekundärreaktion (second set-Reaktion)*

Überträgt man einem Patienten 3 oder mehr Wochen nach einer Transplantatabstoßung erneut Gewebe desselben Spenders, kommt es zu einer rascheren und auch qualitativ veränderten Abstoßung. Innerhalb von 3–6 Tagen entwickelt sich eine infarktähnliche Nekrose. Die zelluläre Infiltration ist auf die Peripherie beschränkt. Eine Sonderform ist das „weiße Phänomen" (white graft-Reaktion), bei der sich keinerlei Gefäßverbindungen entwickeln und das Transplantat in toto ischämisch wird. Es entwickelt sich bei Übertragung im Höhepunkt der Sensibilisierung. Xenotransplantate führen in der Regel zu einer solchen hyperakuten Abstoßung.

5.2.1.2. *Immunologie der Transplantatabstoßung*

Die morphologischen Befunde sprechen dafür, daß die zellgebundene Sensibilisierung eine entscheidende Rolle spielt. Im Tierversuch konnte dies gesichert werden durch die Übertragbarkeit nur mit lebenden Lymphozyten. Auch die abnormen Überlebenszeiten von Allotransplantaten bei T-Zell-Defekten sprechen in diesem Sinne.

AK können dagegen in sehr unterschiedlicher Weise das Schicksal des Transplantates beeinflussen. Gegen Membranantigene gerichtete AK können über die Komplementaktivierung wie auch die Aktivierung von „Killerzellen" (ADCC; s. S. 89) zytotoxisch wirken. Von besonderer Bedeutung ist dies bei der Übertragung von

Blutzellen. Analoge Reaktionen mit Gefäßendothelien sollen den Verlauf der Vaskularisation entscheidend beeinflussen. Eine extreme Form der Antikörperwirkung ist die o. a. white graft-Reaktion.

Andererseits können Antikörper auch schützende Effekte entfalten (Enhancement). Folgende Mechanismen sind vorstellbar und z. T. auch gesichert:

a) Sie blockieren Transplantatantigene und verhindern damit überhaupt den Sensibilisierungsvorgang (afferentes Enhancement) — sehr unwahrscheinlich.

b) Sie beeinflussen zentrale Mechanismen des Sensibilisierungsvorganges — möglich.

c) Antikörper (evtl. auch Immunkomplexe) blockieren spezifische Determinanten des Transplantates und verhindern so zytopathogene Effekte der Empfängerlymphozyten.

Bisher ist unklar, womit diese unterschiedlichen Antikörpereffekte zu erklären sind (Konzentration, nichtkomplementaktivierende IgG-Subklassen). Auch zirkulierende Transplantatantigene und Immunkomplexe können ein solches Enhancement auslösen (Blockierung von Lymphozytenrezeptoren).

Während man ursprünglich die klinische Bedeutung dieser Enhancementeffekte relativ gering einschätzte, mehren sich Hinweise auf ihre besondere Rolle — insbesondere für das Angehen inkompatibler Transplantate. Auch die Beobachtung, daß das Transplantat nach Überwindung von Abstoßungskrisen einheilen kann, wird vor allem auf solche Mechanismen zurückgeführt. Damit wird die immunologische Überwachung komplizierter aber auch erfolgversprechender. In der gezielten Nutzung von Enhancementeffekten liegt wahrscheinlich eine realere Perspektive zur Verbesserung der Transplantaterfolge als in der Induktion einer Immuntoleranz i. e. S. Der Einsatz von Immunsuppressiva kann bei ungeeigneter Dosierung bzw. unzweckmäßigen zeitlichen Verhältnissen durch Beeinträchtigung von Enhancementeffekten durchaus die Überlebenszeit des Transplantates verkürzen.

In ihren Mechanismen noch weitgehend unbekannt ist die „unspezifische Immunsuppression“ des Empfängers. Sie ist ein weiterer wesentlicher Faktor dafür, daß 30–50% der untypisierten bzw. inkompatiblen Nieren unter den üblichen Standardprogrammen toleriert werden. Die Erfassung dieser Bereitschaft wäre ebenfalls ein wichtiger Schritt in der Empfängerauswahl.

5.2.2. Graft versus host (Gvh)-Reaktion

Komplizierter ist die Situation bei Übertragung immunkompetenter Zellen. Neben der Immunabwehr des Empfängers kann sich eine Immunaggression der Spenderlymphozyten gegen das Wirtsgewebe entwickeln. Voraussetzung für eine solche Gvh-Reaktion bzw. adoptive Immunaggression sind

a) das Vorhandensein mindestens eines Antigens, welches dem Spender fehlt,

b) eine herabgesetzte immunologische Reaktionsfähigkeit des Empfängers, der sonst die körperfremden Immunzellen rasch eliminieren würde.

Die Gvh-Reaktion hat nicht nur Interesse in der experimentellen Immunologie (Analyse von Toleranz- und Autoimmunaggressionsvorgängen), sondern unmittelbar praktische Bedeutung z. B. bei der Übertragung von Thymusgewebe, Knochenmark, u. U. sogar bei der Bluttransfusion zur Substitution von Immundefekten, nach Strahlenschäden, gelegentlich auch bei aus anderen Gründen beeinträchtigter Immunabwehr. Schließlich können in den fetalen Kreislauf eindringende Zellen der Mutter vereinzelt Ausgangspunkt einer Immunaggression sein.

Das klinische Bild variiert erheblich hinsichtlich des Schweregrades und des zeitlichen Ablaufes in Abhängigkeit von den genetischen Unterschieden, der Dosis und der Art der Übertragung der immunkompetenten Zellen sowie der Toleranz des Empfängerorganismus.

Typisch ist die Trias von Haut-, Magen-Darm- und Lebersymptomen. Die Haut zeigt uncharakteristische Erytheme – meist mit Beteiligung der Handflächen und Fußsohlen. Im weiteren Verlauf kann es zu Blasenbildungen bis hin zur generalisierten Erythrodermie kommen. Die Magen-Darm-Erscheinungen reichen von Übelkeit, Erbrechen, krampfartigen Schmerzen, wäßrigblutigen Durchfällen bis hin zu Ileussymptomen. Die Leber ist mäßig vergrößert und druckschmerzhaft. Bei besonders schwerem Verlauf kann es zu Kollapserscheinungen kommen. Entzündliche Veränderungen sind oft auch an Gelenken und am Herzen festzustellen. Das Blutbild zeigt eine Anämie, Leukopenie und Thrombopenie, bedingt durch zytotoxische Antikörper. Das Syndrom entwickelt sich etwa eine Woche nach der Übertragung und führt in schweren Fällen rasch zum Tode. Leichtere chronische Formen können über Wochen und Monate verlaufen, aber auch ausheilen (Entwicklung einer Immuntoleranz, von Enhancement-Mechanismen oder Zerstörung der Spenderzellen). Während bei der üblichen Transplantation lediglich die Forderung zu erfüllen ist, daß der Spender keine Antigene besitzt, die dem Empfänger fehlen, muß bei der Übertragung von Immunzellen eine vollständige wechselseitige Kompatibilität vorliegen.

5.2.3. *Histokompatibilitätstestung*

Bei den Histokompatibilitätsantigenen handelt es sich um genetisch determinierte Antigene der Zellmembran. Ihre Immunogenität ist sehr unterschiedlich. Die für die Transplantation entscheidenden Antigene werden als „major histocompatibility complex“ (MHC) zusammengefaßt. Innerhalb des MHC können mehrere Systeme unterschieden werden. Von einer vollständigen Analyse ist man allerdings noch weit entfernt.

5.2.3.1. Histokompatibilitätssysteme

5.2.3.1.1. HLA-System

Das HLA-System (human leukocyte antigens) wird von mehreren Genorten determiniert. Serologisch faßbar (serum defined, SD) sind bisher Genprodukte von 3 Loci, die als A (früher LA-), B- (früher FOUR) und C- (früher AJ)-Serie zusammengefaßt werden (s. Tab. 16). In erster Linie mit der Lymphozytenmischkultur können die Antigene eines 4. (D bzw. MLC-) evtl. auch eines 5. Locus erfaßt werden (lymphocyte defined, LD). Die vermutete chromosomale Lokalisation ist aus der Abb. 27 ersichtlich. Innerhalb der einzelnen Loci wurden bis zu 20 Allele identifiziert.

Die Vererbung der H-Antigene soll aus Gründen der Verständlichkeit an den ersten beiden Loci (A und B) erläutert werden: Die in einem Chromosom lokalisierten Merkmale werden „en bloc" als Haplotyp vererbt. Jeder Mensch erhält je einen Haplotyp von beiden Eltern. Er

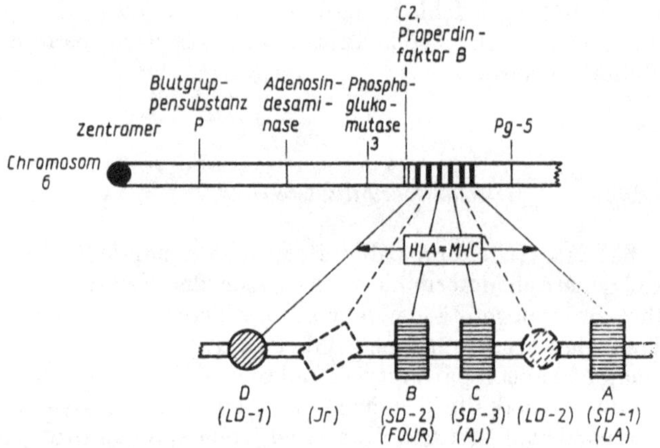

Abb. 27. Chromosomale Lokalisation der Histokompatibilitätsgene

Tabelle 16

HLA-System. Liste der bis 1975 nachgewiesenen Spezifitäten

1. (A) Locus		2. (B) Locus		3. (C) Locus		MLC (D) Locus	
Neu	Alt	Neu	Alt	Neu	Alt	Neu	Alt
HLA-A 1	HL-A 1	HLA-B 5	HL-A 5	HLA-CW 1	T 1	HLA-DW 1	LD 101 (W 5a)
HLA-A 2	HL-A 2	HLA-B 7	HL-A 7	HLA-CW 2	T 2	HLA-DW 2	LD 102 (7a)
HLA-A 3	HL-A 3	HLA-B 8	HL-A 8	HLA-CW 3	T 3	HLA-DW 3	LD 103 (8a)
HLA-A 9	HL-A 9	HLA-B 12	HL-A 12	HLA-CW 4	T 4	HLA-DW 4	LD 104 (W 15a)
HLA-A 10	HL-A 10	HLA-B 13	HL-A 13	HLA-CW 5	T 5	HLA-DW 5	LD 105
HLA-A 11	HL-A 11	HLA-B 14	W 14			HLA-DW 6	LD 106 (Pr)
HLA-A 28	W 28	HLA-B 18	W 18			HLA-DW 7	LD 107 (12a)
HLA-A 29	W 29	HLA-B 27	W 27			HLA-DW 8	LD 108 (W 10a)
HLA-AW 23	W 23	HLA-BW 15	W 15				
HLA-AW 24	W 24	HLA-BW 16	W 15				
HLA-AW 25	W 25	HLA-BW 17	W 17				
HLA-AW 26	W 26	HLA-BW 21	W 21				
HLA-AW 30	W 30	HLA-BW 22	W 22				
HLA-AW 31	W 31	HLA-BW 35	W 5				
HLA-AW 32	W 32	HLA-BW 37	TY				
HLA-AW 33	W 19.6	HLA-BW 38	W 16.1				
HLA-AW 34	Malay 2	HLA-BE 39	W 16.2				
HLA-AW 36	Mo	HLA-BW 40	W 10				
HLA-AW 43	BK	HLA-BW 41	Sobell				
		HLA-BW 42	MWA				
(19)		(20)		(5)		(6)	

besitzt also im Regelfall 2 Antigene aus den A- und 2 Antigene aus dem B-Locus. Können alle 4 Merkmale identifiziert werden, spricht man von „full house“-Typisierung, anderenfalls liegen „ungesättigte Loci“ vor – sei es, daß noch nicht identifizierbare Antigene vorhanden sind oder von Vater und Mutter identische Merkmale vererbt wurden (Homozygotie). Die vielfältigen Kombinationsmöglichkeiten der in Tab. 16 aufgeführten Antigene sind die Grundlage für die große Zahl individueller Strukturen. Geht man von den bekannten Merkmalen der ersten 3 Serien aus, so sind $19 \times 20 \times 5 = 1900$ Haplotype möglich. Die Zahl der möglichen Genotype errechnet sich zu $n_h(n_h + 1) \cdot 0{,}5$ zu 1805950 (n_h = Zahl der Haplotype). Dies entspricht etwa 300000 verschiedenen Phänotypen. Das Histokompatibilitätssystem ist so Grundlage einer Spezifität, die den Menschen in ähnlicher Weise charakterisiert wie z. B. der Fingerabdruck. Dies erklärt die geringe Wahrscheinlichkeit, außerhalb der Blutsverwandtschaft einen identischen Spender zu finden.

5.2.3.1.2. MLC-System

Die unbefriedigenden Ergebnisse der serologischen Spender-Empfänger-Auswahl (s. u.) ließen schon lange den Verdacht aufkommen, daß mit dieser Technik nicht die entscheidenden H-Systeme erfaßt werden. Systematische Untersuchungen mit der Lymphozytenmischkultur (s. S. 143) führten zum Nachweis von 1 bzw. 2 weiteren Loci, deren Produkte in erster Linie durch ihre Fähigkeit zur Lymphozytenstimulation erfaßt werden können (LD s. S. 136) – einen schwächeren (LD1) und einen stärkeren (LD2), (s. Abb. 27). Die LD-Identität scheint in höherem Maße für das Schicksal des Transplantates von Bedeutung zu sein. Die Erfolge der SD-Typisierung bei der Spenderauswahl unter Verwandten sind vor allem durch die Kopplung der so erfaßten

Merkmale mit den eigentlichen Histokompatibilitätsantigenen zu erklären. Bei Nichtverwandten sind solche Kopplungen kaum zu erwarten und die Ergebnisse tatsächlich nicht überzeugend.

5.2.3.1.3. *Blutgruppenantigene*

Bei der Transplantation muß auch die AB0-Blutgruppe berücksichtigt werden. Der Grund liegt darin, daß die Merkmale A und B nicht nur an den Erythrozyten, sondern auch an anderen Zellen vorhanden sind (wahrscheinlich mit Ausnahme des ZNS). Ihre Bedeutung wird dadurch verstärkt, daß Isohämagglutinine normalerweise vorhanden sind. Bleiben diese Merkmale unberücksichtigt, kann es zur „second set"-Reaktion (s. S. 132) kommen. Unter den anderen Blutgruppen scheinen lediglich das P-System und der Lewis-Faktor eine gewisse Bedeutung zu haben.

5.2.3.1.4. *Sonstige H-Antigene*

Die Erfahrungen bei der Übertragung von Leichenorganen machen wahrscheinlich, daß weitere noch nicht identifizierte Antigene eine wichtige, vielleicht sogar die entscheidende Rolle spielen. Eingehendere Analysen der Lymphozytenmischkultur machen z. B. die Existenz eines LMC (lymphocyte mediated cytotoxocity)-Systems wahrscheinlich, welches eine Rolle bei der Lymphozytenaktivierung spielt.

5.2.3.2. *Genetische Fixierung*

Die Chromosomenregion, die in ihrer Gesamtheit für die Transplantatabstoßung entscheidend ist, wird als Transplantations-Supergen bezeichnet. Da die Merkmale geschlechtsunabhängig vererbt werden, müssen sie autosomal fixiert sein. Die bisherigen Kenntnisse sprechen für das Chromosom 6, ihre vermutete Lokalisation ist in der Abb. 27 skizziert. Die beim einzelnen Individuum vorhandenen Antigene werden in 2 Haplotypen (je einer von Vater und Mutter) vererbt (s. Abb. 28). Man

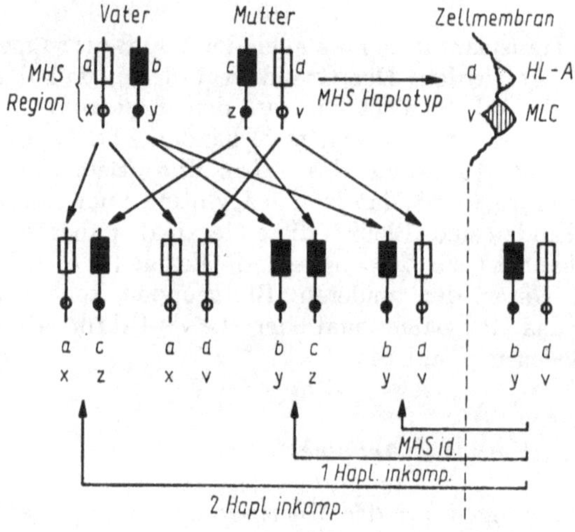

Abb. 28. Vererbung der HLA-Antigene

kann davon ausgehen, daß alle H-Antigene von einem Chromosomenpaar determiniert werden. Findet man unter Blutsverwandten eine Person, die z. B. in den Antigenen der ersten beiden HLA-Serien übereinstimmt, kann angenommen werden, daß sie auch in allen anderen identisch ist. Dies erklärt den Wert der HLA-Typisierung bei der Spenderauswahl unter Verwandten. Unter Nicht-Verwandten sind dagegen solche Kopplungen nur zufällig. Es ist daher nicht verwunderlich, daß SD-identische, nicht-verwandte Personen in der Lymphozytenmischkultur in etwa 90% eine Stimulation zeigen.

Neben den Transplantationsgenen finden sich auf demselben Chromosom, z. T. sogar innerhalb des MHC-Komplexes, u. a.

– Gene, die die immunologische Reaktionsfähigkeit determinieren (Ir-Gene),
– Gene, deren Produkte bei der Komplementaktivierung beteiligt sind (C2, Properdin).

Dies erklärt u. a. die Bedeutung der H-Gene über die Transplantation hinaus (s. S. 150).

5.2.3.3. *Vorkommen und Eigenschaften*

Praktisch jedes Gewebe enthält H-Antigene, wenn auch mit erheblichen quantitativen Unterschieden. Reich sind z. B. Milzzellen, Lymphozyten und Haut, relativ arm Herz- und Skelettmuskulatur. Lediglich die Erythrozyten sind frei von H-Antigenen. Sie finden sich vorzugsweise an Membranen (auch innerhalb der Zelle). Ihr Anteil an der Zelloberfläche liegt weit unter 1%. Diese Lokalisation ist maßgeblich für die Transplantationsreaktion. Die Struktur ist noch nicht vollständig aufgeklärt. Für die Immunogenität scheint die intakte Bindung an die Membran von Bedeutung zu sein. Das eigentliche Antigen ist ein aus 2 Ketten bestehendes Protein mit einem KH-Anteil und einem Molekulargewicht von 40000–50000 D. Die größere Kette (M ca. 33000 D) ist Träger der spezifischen Struktur, die kleinere ist wahrscheinlich identisch mit dem β_2-Mikroglobulin und damit nahe verwandt mit dem konstanten Anteil der Immunglobuline.

5.2.4. *Histokompatibilitätstestung*

Die Möglichkeiten der Histokompatibilitätstestung können im wesentlichen auf 3 Prinzipien zurückgeführt werden:

a) Die Gewebstypisierung.

b) Den unmittelbaren Nachweis von Histoinkompatibilitäten.

c) Der Nachweis einer bereits bestehenden Sensibilisierung.

5.2.4.1. *Gewebstypisierung*

Ziel dieser Methoden ist, die Antigenstruktur von Spender und Empfänger möglichst exakt zu erfassen. Im Vordergrund stehen vorerst noch serologische Methoden, wenngleich zellgebundene Reaktionen wertvollere Aussagen erwarten lassen. Ihr zeitlicher Aufwand (3—5 Tage) ist jedoch mit den derzeitigen Möglichkeiten der Organkonservierungen nicht vereinbar. Zur Typisierung werden Seren von künstlich Sensibilisierten, z. T. auch noch von Polytransfundierten oder Multipara herangezogen, die möglichst spezifisch mit einem einzigen HLA-Antigen reagieren (evtl. nach entsprechenden Absorptionen). Die eigentliche Typisierung erfolgt mittels

a) *Zytotoxizitätstest:* Die typischen Effekte auf Lymphozyten von Spender und Empfänger werden durch Phasenkontrastmikroskopie, Farbstoffexklusionsverfahren, Fluorochromasie oder Freisetzung zuvor inkorporierter radioaktiver Tracer aus den geschädigten Zellen erfaßt. Beim Farbstoffexklusionsverfahren werden die abgetöteten Zellen auf Grund ihrer Imprägnation z. B. mit Trypanblau oder Eosin Y identifiziert. Das zunehmend verwendete Fluoreszeindiazetat wird dagegen von intrazellulären Enzymen hydrolysiert und erzeugt so eine Fluoreszenz lebender Zellen (Fluorochromasie). Die Methoden sind als Mikromodifikation so weit entwickelt, daß mit 1 ml Serum bis zu 100 Untersuchungen durchgeführt werden können.

b) *Leukozytenagglutination:* Sie ist einfacher, allerdings auch mit wesentlich größeren Fehlern belastet und wird daher zunehmend verlassen.

c) *KBR:* Ihr Vorteil liegt in semiquantitativen Aussagen (Erfassung von Homozygoten). Sie scheint aber nicht für alle Antigene geeignet zu sein.

d) *Lymphozytenmischkultur* s. unten.

Das Prinzip dieser Untersuchungen entspricht dem der Blutgruppenbestimmung. Ein kompatibler Spender ist jener, der keine Antigene besitzt, die dem Empfänger fehlen. Man muß sich jedoch der noch beschränkten Typisierungsmöglichkeiten bewußt sein. Exakter ist die Haplotypanalyse unter Verwandten (s. S. 140).

5.2.4.2. Nachweis von Histoinkompatibilitäten

Ganz im Vordergrund steht die Lmyphozytenmischkultur (LMC): Die Lymphozyten von Spender und Empfänger werden zusammen kultiviert. In Abhängigkeit von der Histoinkompatibilität kommt es zu wechselseitiger Stimulierung mit entsprechender Vermehrung der Blastzellen bzw. des Einbaues von Nukleinsäurebestandteilen (z. B. markierten Thymidins). Jener Spender ist am geeignetsten, dessen Lymphozyten die geringste Stimulation auslösen. Allerdings ist nicht zu unterscheiden, in welchem Maß die Spender- die Empfängerzellen stimulieren und umgekehrt. Für die Transplantation nicht lymphozytenreicher Organe ist nur die erstere relevant. Eine gezieltere Aussage ist möglich, wenn die Transformation der Spenderlymphozyten durch Mitomyzin blockiert ist (one way-LMC). Der große Vorteil der LMC liegt darin, daß auch Antigene erfaßt werden, die serologisch noch nicht typisiert werden können, ihr großer Nachteil liegt in dem Zeitaufwand (4—5 Tage). Dadurch scheidet sie vorerst für die Typisierung von Leichenorganen aus.

Der „third man“-Test verliert dagegen zunehmend an Bedeutung: Vom Empfänger wird Gewebe auf eine nicht verwandte Person übertragen. Nach der Transplantatabstoßung werden auf die so sensibilisierte Person Transplantate potentieller Spender übertragen. Das Gewebe, das am raschesten abgestoßen wird, entspricht in seiner Antigenstruktur am weitestgehenden dem des Empfängers.

5.2.4.3. *Nachweis bestehender Sensibilisierungen*

Er erfolgt vor allem durch Inkubation von Empfängerserum mit Leukozyten des vorgesehenen Spenders und Ermittlung des zytotoxischen Effektes. Dieser Test verringert die Zahl perakuter Abstoßungen. Antikörper gegen H-Antigene finden sich bei etwa 30% der Bevölkerung. Sie werden auf Schwangerschaften, Transfusionen, u. U. auch Kreuzreaktionen mit bakteriellen Antigenen zurückgeführt.

5.2.4.4. *Spenderauswahl*

Die längsten Überlebenszeiten werden noch immer erzielt, wenn das Spenderorgan aus der Familie stammt. AB0-Kompatibilität und das Fehlen eines eineiigen Zwillings vorausgesetzt, kommen in erster Linie die Geschwister infrage, die von den Eltern dieselben HLA-Allelen erhielten. An zweiter Stelle stehen Geschwister, die nur einen Haplotyp gemeinsam haben. Die Wahl unter den verschiedenen Möglichkeiten (s. Abb. 29) erfolgt auf Grund der Zahl (und Stärke) der inkompatiblen Antigene. An dritter Stelle folgt der Elternteil mit der günstigeren Antigenkonstellation. Er kann z. B. in der one-way-Lymphozytenmischkultur ermittelt werden. Schließlich sind die Geschwister ohne nachweisbare Übereinstimmung immer noch günstiger als zufällig ausgewählte Nicht-Verwandte.

Nach TERASAKI unterscheidet man folgende Grade der Übereinstimmung im SD-Bereich:

A: Völlige Identität,

B: Spender hat keine Antigene, die dem Empfänger fehlen (umgekehrt aber möglich) = Kompatibilität,

C: Spender hat ein Antigen, welches dem Empfänger fehlt,

D: Spender hat 2 Antigene, die dem Empfänger fehlen,

E: Spender hat 3 Antigene, die dem Empfänger fehlen,

F: Empfänger ist vorsensibilisiert.

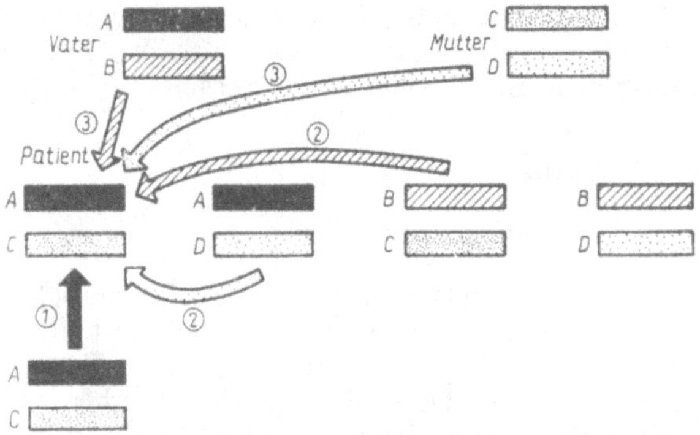

Abb. 29. Möglichkeiten der Antigenkonstellationen und Spender-Empfänger-Wahl. Reihenfolge der Kompatibilität: 1 = ident. Zwillinge, 2 = Geschwister mit Teilidentität, 3 = Eltern mit Teilidentität

Die Klassifizierung ist problematisch, wenn „ungesättigte Loci" vorhanden sind (nicht identifizierte Antigene oder Homozygotie?).

Berechnungen ergaben, daß die Berücksichtigung von 5 Merkmalen (Blutgruppen A und B sowie 3 Antigenen des HLA-Systems) eine „Warteliste" von etwa 20 Patienten für ein Transplantationsorgan erfordert. (Im Gegensatz zur Bluttransfusion werden ja nicht die Organe, sondern die potentiellen Empfänger konserviert, bis ein geeignetes Spenderorgan zur Verfügung steht). 20 für eine Nierentransplantation infrage kommende Patienten finden sich in einer Großstadt. Werden 10 Merkmale berücksichtigt, vergrößert sich — bei einem

Risiko von 5%, keinen geeigneten Empfänger zu finden – die Warteliste auf mehr als 1000, bei 26 auf 3026. So läuft die Entwicklung auf internationale Empfängerkarteien und den Austausch über Ländergrenzen hinaus. Andererseits müssen noch weitere Untersuchungen klären, wie weit die Übereinstimmung gehen muß; bei der Bluttransfusion werden trotz der mehr als 15 bekannten Systeme im wesentlichen die Merkmale A, B und D berücksichtigt. Schließlich sei noch einmal daran erinnert, daß möglicherweise die entscheidenden Antigene bisher noch nicht unmittelbar erfaßt werden.

5.2.5. *Klinik*

5.2.5.1. *Indikationsstellung*

Ziel der Allotransplantation ist die Kompensation schwererer Funktionsausfälle. Die Notwendigkeit hierzu kann Folge einer Entwicklungsstörung, eines Tumors, eines Traumas, einer Durchblutungsstörung oder einer chronischen Entzündung sein. Zur Substitution werden – je nach Indikationsstellung – bestimmte Zellsysteme (z. B. Knochenmark), Gewebe oder ganze Organe übertragen. Die Ergebnisse, wie sie sich Ende 1974 auf Grund des internationalen Transplantationsregisters darstellen, sind in der Tab. 17 zusammengefaßt.

Tabelle 17

Transplantationsergebnisse (Stand 1974)

Organ	Zahl	1-Jahr-Überlebenszeit bzw. -Funktionsfähigkeit	längste Überlebenszeit
Niere	über 20000	90% (ident. Zwillinge)	17 Jahre
		75% (Verwandte)	14 Jahre
		55% (Leichenorgane)	11 Jahre
Herz	232	20–40%	5½ Jahre
Leber	201	ca. 20%	5 Jahre
Pankreas	36		2 Jahre
Lunge	35		10 Monate
Darm	8		76 Tage

5.2.5.2. Diagnostik der Abstoßungskrise

Die Abstoßung ist die Hauptgefahr der Transplantation. Ihre rechtzeitige Erkennung ist deshalb von besonderer Bedeutung. Vom klinischen Verlauf her unterscheidet man

a) die hyperakute Abstoßung innerhalb von Minuten bis zu 24 Stunden,

b) die beschleunigte Abstoßung am 2.—5. Tag,

c) die klassische „first set"-Abstoßung zwischen der 2. und 4. Woche und

d) die chronische Abstoßung im Verlaufe von Monaten.

Im klinischen Bild macht sich die Abstoßung durch Allgemeinerscheinungen (Beeinträchtigung des Allgemeinbefindens, Temperatursteigerungen usw.) und Zeichen der Funktionseinbuße des Transplantates bemerkbar. Die Bemühungen um eine immunologische Frühdiagnostik, die den rechtzeitigen Einsatz von Immunsuppressiva erlaubt, haben noch nicht zu befriedigenden Ergebnissen geführt. Die Bestimmung des Komplements ist wegen dessen untergeordneter Bedeutung wenig erfolgversprechend. Nachweisbare Antikörper können schädigende aber auch schützende Effekte entfalten und gehen im Titer der Abstoßung nicht parallel. Von der Konzeption her erfolgversprechend sind:

a) Der Nachweis zytotoxischer Effekte der Empfängerlymphozyten auf (konservierte) Spenderzellen,

b) die Auslösung einer Lymphozytentransformation bzw. Migrationshemmung durch Stimulation von Empfängerlymphozyten mit Spenderantigenen,

c) der Nachweis einer „Spontantransformation" der Empfängerlymphozyten als Ausdruck einer in vivo-Stimulation.

Ihr praktischer Wert kann noch nicht sehr hoch veranschlagt werden. In vielen Fällen muß die dringend erforderliche Klärung durch Punktion und Biopsie erzwungen werden.

5.2.5.3. Immunsuppressive Therapie

Abgesehen von der Übertragung zwischen eineiigen Zwillingen bzw. analogen Ausnahmefällen völliger Identität besteht immer die Gefahr der Transplantatabstoßung und damit die Indikation zur Immunsuppression. Durch geeignete Dosierung muß ein schmaler Bereich zwischen Unterdosierung mit der Gefahr der Abstoßung und der Überdosierung mit den S. 254 erwähnten Gefahren eingehalten werden. Die Strahlenbehandlung (Transplantat bzw. extrakorporale Bestrahlung des Empfängerblutes) spielt keine Rolle mehr. Ganz im Vordergrund steht die chemische Immunsuppression evtl. in Kombination mit ALG (s. Tab. 18).

Tabelle 18
Immunsuppressiva bei Transplantation

Präparat	Dauertherapie	akute Krise
Azathioprin	3 mg/kg/die (1–5)	idem
Prednisolon	100 mg/die (50–500) abfallend auf Erhaltungsdosis	Stoßtherapie, beginnend mit 1000–2000 mg/die
Aktinomyzin	–	mehrfach je 200 µg
Antilymphozytenglobulin (ALG)	2 Wochen tgl. 1–10 ml (je nach Aktivität) dann allmählich auf 1 Injektion pro Woche reduzieren	idem

Meist können Abstoßungskrisen durch Dosiserhöhung abgefangen werden. Auch bei — nach den Testergebnissen — inkompatiblen Geweben kann sich allmählich eine Adaptation entwickeln, deren Mechanismen noch weitgehend unklar sind. Die Bereitschaft des Organismus zur Toleranzentwicklung ist möglicherweise von größerer Bedeutung für den Erfolg als die Histokompatibilität. Neben einer echten Immuntoleranz dürften Enhancementeffekte (s. S. 133) eine wichtige Rolle spielen. Die gezielte Nutzung trägt vielleicht mehr zur Lösung des Transplantationsproblemes bei als die Optimierung der Spender- und Empfängerauswahl. Da diese Mechanismen durch ungeeignete Dosierung der Immunsuppressiva ungünstig beeinflußt werden können, wird die Situation aber auch komplizierter.

5.2.6. Immunologische Probleme der Schwangerschaft

Die Schwangerschaft kann als besondere Form der Allotransplantation angesehen werden. Damit erhebt sich die Frage, warum es nicht regelmäßig zur „Abstoßung" mit Abort kommt. Eine befriedigende Deutung ist noch nicht möglich. Nach den bisherigen Kenntnissen dürften folgende Mechanismen eine Rolle spielen:

a) Die verringerte Immunogenität des fetalen Gewebes: Der fetale Anteil der Plazenta, d. h. die Grenzfläche zur Mutter ist relativ arm an H-Antigenen und bietet so keine wesentliche Angriffsfläche für die mütterliche Immunaggression. Dem Fibrinoid wird zudem eine besondere immunologische Barrierenfunktion zugeschrieben.

b) Die unspezifisch herabgesetzte immunologische Reaktionsfähigkeit des mütterlichen Organismus: Die nachgewiesenen Veränderungen (u. a. durch zirkulierende Hemmfaktoren) haben indessen nur einen beschränkten Effekt.

c) Eine spezifisch herabgesetzte Reaktionsfähigkeit: Dieser Faktor dürfte die entscheidende Rolle spielen, in erster Linie wahrscheinlich durch Enhancementeffekte (Antikörper, Immunkomplexe). Bemerkenswert ist die Beobachtung, daß Frauen mit Chorionkarzinom — welches ja die H-Antigene des Partners trägt — auch die Hauttransplantate des letzteren auffallend gut tolerieren. Die Bedeutung von Antigenunterschieden für die Entwicklung von Gestosen ist umstritten.

5.2.7. *Allgemeine Bedeutung der H-Antigene. H-Antigene und Erkrankung*

Ein Zusammenhang zwischen H-Antigenen mit bestimmten Zellfunktionen konnte lediglich für die Zellinteraktionen beim Sensibilisierungsvorgang gesichert werden. Die im Tierexperiment nachgewiesenen Zusammenhänge zwischen H-Struktur und immunologischer Reaktionsfähigkeit sind auf die benachbarte Lokalisation der jeweiligen Genorte zurückzuführen.

Die entscheidende Bedeutung der H-Struktur besteht wahrscheinlich darin, daß sie die Grundlage für eine Individualstruktur und damit für eine effektive Abwehrfunktion des Immunsystems nach innen und außen (Immunüberwachung) darstellt.

Interessante neue Aspekte eröffnen sich aus der Analyse der Zusammenhänge zwischen HLA-Typ und Erkrankung (s. Tab. 19). Das relative Risiko wird nach der Formel $x = h_p(1 - h_c)/h_c(1 - h_p)$ ermittelt, wobei h_p die relative Häufigkeit des Merkmales bei Patienten und h_c in der Kontrollgruppe angibt. Auffallend ist, daß das Merkmal B 8 — allein oder mit A 1 als Haplotyp — bei immunologisch bedingten Erkrankungen besonders häufig auftritt. Das Merkmal B 27 ist durch sein besonders hohes Risiko für Erkrankungen des Bechterewschen Formenkreises bemerkenswert. Neuere Untersuchungen zeigen, daß — vor allem bei Autoimmunerkrankungen — die LD-Merkmale von größerer Bedeutung sind. Zur Deutung dieser Zusammenhänge werden herangezogen:

a) Die Beziehungen zwischen HLA- und Ir-Genen, die die immunologische Reaktionsfähigkeit determinieren,

b) gesteigerte Infektanfälligkeit infolge von Toleranzmechanismen durch Antigenverwandtschaften zwischen HLA-Antigenen und Mikroorganismen.

c) Rezeptoreigenschaften der HLA-Antigene für bestimmte Erreger.

Tabelle 19

HLA-System und Erkrankungen

Erkrankung	HLA-Merkmal	Häufigkeit (in %)		Relatives Risiko
		Patienten	Kontrollen	
M. Bechterew	B 27	90–93	5–7	119,6–257,8
Uveitis anterior acuta	B 27	55–59	5–8	24,0–27,3
M. Reiter	B 27	69–76	6–9	32,0–48,6
Zöliakie	B 8	78–79	24–27	9,6–11,9
Dermatitis herpetiformis	B 8	62–63	27–29	4,0–4,6
Myasthenia gravis	B 8	52–57	21–24	3,4–5,0
	A 1	33–56	20–25	3,8
Psoriasis	B 13	15–27	3–5	4,2–5,3
	BW 17	22–36	6–8	3,8–6,4
	BW 16	15	5	2,9
Multiple Sklerose	A 3	36–37	25	1,7–1,8
	B 7	36–40	25–26	1,6–2,0
	B 18			1,8
	DW 2	70	16	12,2
Insulinbedürftiger Diabetes	B 8	54	32	2,5
	DW 3			4,5
	BW 15	18–36	12	1,6–9,1
	LD-W 15a			3,7
Hyperthyreose	B 8	47–49	21	3,3–3,6
M. Addison	B 8			6,4
	DW 3			10,5
Rheumatoidarthritis	B 5	7,5	23	0,2
	BW 40	27,5	8,5	4,1
Rheumatoidarthritis juvenile	B 27			11,5
Lupus erythematodes	BW 15	21–40	6–10	5,1
	A 1	47	27	2,4
Sklerodermie	B 7	35	24	1,7
Pemphigus	A 10			3,1
Chronische Glomerulonephritis	A 2			1,5
Chronisch-aggressive	B 8	68	16	3,6–9,5
Hepatitis	A 1	60	31	1,5
Perniziosa	B 7	38	19	2,6
Pollinose (Ra 5-Allergie)	B 7	50	19	4,0

Die relativ niedrigen Risikowerte zeigen zugleich, daß andere Faktoren wahrscheinlich eine größere Rolle spielen. Dennoch haben diese Zusammenhänge auch praktische Bedeutung, da sie in manchen Fällen zur Diagnostik beitragen, gewisse prognostische Aussagen erlauben (ungünstige Prognose der DW2-positiven multiplen Sklerose, relativ günstiger Verlauf der A2- und/oder A9-positiven lymphatischen Leukämie, Thymektomieerfolge bei A8-positiver Myasthenie) und auch ermöglichen, Gefährdete zu erfassen (B 27 und M. Bechterew).

6. Autosensibilisierung und Autoimmunkrankheiten

6.1. Allgemeine Aspekte

Autoimmunphänomene haben in besonderem Maße seit Jahrzehnten Rätsel aufgegeben und z. T. völlig entgegengesetzte Interpretationen gefunden. Auch heute noch sind entscheidende Probleme ungelöst und Gegenstand mancher Spekulationen. Die Existenz von Autosensibilisierungen ist seit der Jahrhundertwende durch den Nachweis von Autospermatoxinen durch Metalnikow und Autoantikörpern gegen Erythrozyten durch Donath und Landsteiner bekannt. Dennoch entwickelte zur gleichen Zeit Ehrlich seine Konzeption des „horror autotoxicus“, d. h. das Postulat, daß es zur Sensibilisierung durch körpereigene Substanzen nicht kommen könne, da dies nicht mit dem Leben vereinbar sei. Mit der Verbesserung der immunologischen Technik wurde die Existenz von Autosensibilisierungen aus anfänglichen Zweifeln gezogen und gezeigt, daß sie selbst bei Gesunden vorkommen können.

Der Begriff „Autoimmunisation“ ist sprachlich unglücklich, da er ja nicht einen Schutz (immunis), sondern u. U. einen pathogenen Mechanismus kennzeichnen soll.

Geeigneter ist „Autosensibilisierung“. Er sagt noch nichts über die klinische Relevanz aus. Zwischen pathogener (Autoimmunkrankheiten) und apathogener (u. U. sogar physiologischer) Autosensibilisierung findet sich eine Reihe von Situationen, bei denen diese Phänomene am Rande des Geschehens stehen bzw. nur diagnostische Bedeutung haben. Auch das Präfix „Auto“ ist nur insofern zutreffend, als die entsprechenden Immunreaktanden mit körpereigenen Strukturen reagieren können. Diese sind jedoch nicht individualspezifisch, sondern zell- bzw. gewebsspezifisch. Da Histokompatibilitätsantigene keine Rolle spielen, ist ihr Nachweis durchaus mit Antigenen anderer Personen, u. U. sogar einer anderen Spezies, möglich.

6.1.1. *Natürliche Immuntoleranz*

Als natürliche Immuntoleranz bezeichnet man die Unfähigkeit des Organismus mit körpereigenen Strukturen zu reagieren. Dies gilt auch heute noch, wenngleich manche quantitativen und qualitativen Aspekte relativiert werden mußten. Ursprünglich führte man die natürliche Immuntoleranz ausschließlich auf die Elimination aller autoreaktiven Zellklone (forbidden clones) im Verlauf der normalen Ontogenese zurück. Dies ist jedoch nur ein Faktor, wahrscheinlich noch nicht einmal der entscheidende. Die Unfähigkeit zur immunologischen Reaktion mit körpereigenen Strukturen kann bedingt sein:

1. Durch die Elimination potentiell autoreaktiver Immunzellen (klassische Immuntoleranz).

2. Durch zentrale Hemmung autoreaktiver Zellen (Immuntoleranz im weiteren Sinne)

a) direkt (zentrale Blockade durch hohe Antigendosen — z. B. Albumin — oder Kontakt mit dem Antigen in tolerogener Form)

b) indirekt (durch Aktivierung von Hemm-Mechanismen)
— von T-Zellen (Supressor-T-Zellen),
— von B-Zellen (aktives Enhancement).

Diese Regulatorzellen müssen ihrerseits aber stimuliert werden (z. B. durch „Autoantigene" oder durch idiotypische Determinanten = Theorie der homoiostatischen Kontrolle der forbidden clones).

3. Durch periphere Hemmung (Blockade körpereigener Determinanten durch Antikörper oder Immunkomplexe) = Enhancement.

An die Stelle der ursprünglichen statischen Interpretation der natürlichen Immuntoleranz ist so eine wesentlich komplexere, dynamische getreten, die besser in der Lage ist, auch Autosensibilisierungen zu erklären.

Man kann davon ausgehen, daß autoreaktive B- (vielleicht auch T-)Zellen vorhanden sind, deren Stimulation aber durch die o. a. Mechanismen normalerweise verhindert wird. Im Tierexperiment konnte z. B. gezeigt werden, daß Lymphozyten in Zellkulturen allmählich reaktionsfähig mit körpereigenen Fibroblasten wurden. Durch Zusatz des Spenderserums (mit zirkulierendem Autoantigen in tolerogener Form?) konnte die ursprüngliche Toleranz wieder hergestellt werden. Auch beim Menschen wurden autoreaktive B-Zellen (z. B. gegen Thyreoglobulin) nachgewiesen.

6.1.2. Mechanismus der Autosensibilisierung

Die Sensibilisierung durch körpereigene Strukturen kann im wesentlichen auf 2 Mechanismen zurückgeführt werden

a) auf Antigene, gegenüber denen keine Immuntoleranz bestand,

b) auf eine Überwindung der natürlichen Immuntoleranz, wobei exogene und endogene Faktoren zusammenwirken können.

6.1.2.1. *Natürliche Autoantigene bzw. verborgene Antigene*

Die Entwicklung der natürlichen Immuntoleranz setzt voraus, daß die entsprechenden Strukturen Kontakt zum Immunsystem (u. U. während einer bestimmten Entwicklungsphase) haben. Dies trifft nicht für alle Körperbestandteile zu. Im Falle eines späteren Kontaktes stimulieren sie in gleicher Weise wie körperfremde Antigene. Diese Sonderstellung kann bedingt sein durch:

a) Embryonale Ursachen: Da die Immuntoleranz postnatal wesentlich schwieriger zu induzieren ist, führen Antigene, die erst zu diesem Zeitpunkt auftreten, relativ leicht zur Sensibilisierung (z. B. I-Antigen der Erythrozyten, Spermienantigene).

b) Anatomische Ursachen (Sequestration): Hierher gehören Antigene, die durch eine anatomische Barriere vom Immunsystem getrennt sind, z. B. Myelin (Blutliquorschranke), Hodenantigene (Basalmembran), Linsenantigene (Kapsel), wahrscheinlich auch Strukturen des Zellinneren, die im Falle des Zelluntergranges rasch dem enzymatischen Abbau unterliegen. Aber auch Determinanten, die im nativen Molekül verborgen sind, sind hierher zu zählen (Komplement → Immunkonglutinin, IgG → Rheumafaktor, DNS → antinukleäre Faktoren?). Die Sequestration verhindert zugleich aber auch pathogene Auswirkungen dieser Sensibilisierungen. Progrediente Erkrankungen sind auf dieser Basis kaum zu erwarten. Diese Autoimmunphänomene sind in erster Linie diagnostisch interessant.

6.1.2.2. *Bruch der natürlichen Immuntoleranz*

Die Autoimmunerkrankungen sind ausnahmslos hier einzuordnen, wobei die verantwortlichen Mechanismen sehr unterschiedlich sein können. Prinzipiell sind 3 Situationen vorstellbar:

a) Autoreaktive B- und T-Zellen fehlen bzw. sind aktiv supprimiert: Im ersteren Fall kann sich eine Autosensibilisierung nur durch die Entwicklung neuer autoreaktiver Immunzellen, z. B. im Gefolge einer Mutation (Immunproliferationskrankheiten) oder der Einwirkung lymphotroper Infektionen (Viren) einstellen. Eine reversible Hemmung der Immunzellen ist dagegen wesentlich einfacher und in praxi auch häufiger zu durchbrechen, z. B. durch Verschiebung zwischen tolerogenem und immunogenem Effekt des Autoantigenes, durch Schwächung des Suppressoreffektes (Virusinfektion, Immundefekt). Nach FELDMANN wird die natürliche Toleranz ganz entscheidend dadurch unterhalten, daß körpereigenes Antigen in niedermolekularer tolerogener Form zirkuliert. Zum Bruch der Toleranz komme es durch Veränderung der Konzentration bzw. der Tolerogenität. Ein solcher Mechanismus wird z. B. für die Produktion von Thyreoglobulinantikörpern nach Schilddrüsenentzündungen verantwortlich gemacht. Für die zentrale Stellung der T-Zellen spricht, daß Autoimmunerkrankungen sehr oft mit einer Beeinträchtigung der T-Zellfunktionen einhergehen (z. B. Lupus erythematodes, Rheumatoidarthritis, chronisch-aggressive Hepatitis, NZB/W-Maus).

b) Autoreaktive (B-)Zellen sind vorhanden. Sie werden jedoch nicht aktiviert, da entsprechende Helfer-Zellen fehlen: Dies trifft u. a. für die low zone-Toleranz zu. Sie kann durchbrochen werden

- durch das Auftreten neuer (Helfer-)Determinanten an der körpereigenen Struktur bzw. anderweitig bedingte Veränderungen der Immunogenität = erworbenes Autoantigen,
- durch kreuzreagierende Antigene der Umgebung, z. B. Bakterien und Viren (s. Tab. 20).

Ob es in diesen Situationen zur Autosensibilisierung kommt, hängt maßgeblich von der Konkurrenz zwischen

Tabelle 20
Autosensibilisierungen durch Kreuzreaktionen

Heteroantigen	Autoantigen	Manifestation
Streptokokkenmembran	Subsarkolemmale Bestandteile der Herzmuskelfasern	Rheumatische Karditis
Tierische Hirngewebe	Menschliche Hirngewebe	Impfenzephalitis
Antigene von Coli O 14 und O 86	Colonepithel	Colitis?
β-hämolytische Streptokokken A 12	Nierenglomerula	Poststreptokokkennephritis?
Virusnukleinsäuren	Menschliche Nukleinsäuren	Lupus erythematodes?

Tolerogen und verändertem Autoantigen bzw. kreuzreagierendem Antigen ab.

— durch unspezifische Aktivierung der Helfer-Zellen (z. B. infolge von Virusinfektionen mit Veränderungen der Membranstruktur und Auslösung einer Immunreaktion. Nach BRETSCHER spielen Thymuszellen in diesem Mechanismus eine wichtige Rolle).
— durch Entwicklung neuer, nicht-toleranter Helfer-Zellen.

In allen Fällen ist der Bruch der T-Zell-Toleranz bzw. die Substitution des T-Zell-Helfereffektes entscheidend. In analoger Weise dürften auch Helfermechanismen bei der T-Zellaktivierung beteiligt sein.

c) B-Zellen werden zur Produktion blockierender AK aktiviert; autoreaktive T-Zellen sind vorhanden, werden aber nicht stimuliert: Diese Situation liegt beim Enhancement vor. In diesem Fall kommt es zur pathogenen Autosensibilisierung vor allem dann, wenn die Produktion blockierender Antikörper verringert wird (u. a. auch infolge immunsuppressiver Maßnahmen). Von wesentlich größerer Bedeutung ist diese Situation bei Transplantation und Tumoren.

Während sich so die Mechanismen zunehmend abzeichnen, liegen die ätiologischen Momente der Autosensibilisierung noch weitgehend im Dunkeln. Abgesehen von den relativ seltenen Fällen, die durch Arzneimittel ausgelöst sind, mehren sich Hinweise auf die besondere Bedeutung atypisch verlaufender Virusinfekte.

6.1.3. *Pathomechanismus der Autoimmunerkrankung* (s. Abb. 30)

Autosensibilisierung ist nicht gleichbedeutend mit Autoimmunerkrankung. Pathogene Effekte treten nur ein, wenn

a) das Antigen von den Autoantikörpern bzw. autoreaktiven Lymphozyten erreicht werden kann (Disponibilität),

b) die Immunreaktion pathogene Auswirkungen hat.

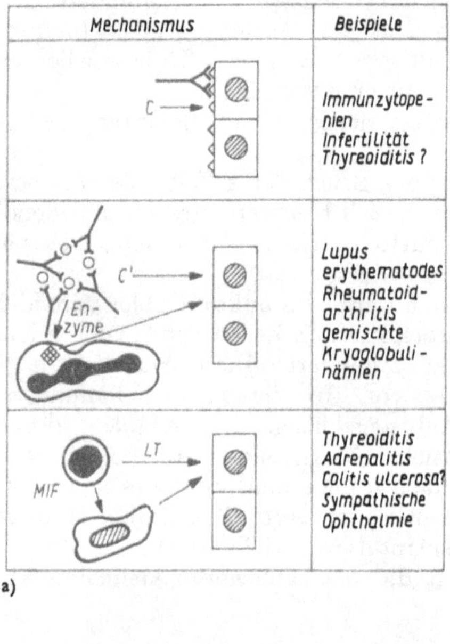

a)

Für die Progredienz des Leidens sind schließlich noch Selbstunterhaltungsmechanismen Voraussetzung.

Die Notwendigkeit des weiteren Antigenkontaktes ist der Grund dafür, daß die „verborgenen Antigene" in der Regel keine Autoimmunerkrankungen auslösen. Die pathogenen Mechanismen sind S. 48 geschildert, Beispiele in der Tab. 21 zusammengefaßt. Manche Autoimmunerkrankungen sind jedoch nicht ohne weiteres in das Schema der S. 50 einzuordnen, so z. B.

1. Autosensibilisierungen durch Basalmembranen und

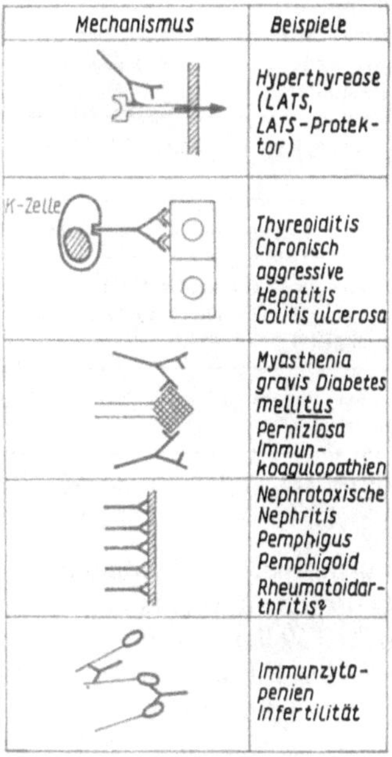

b)

Abb. 30. Pathogenetische Mechanismen bei Autosensibilisierung (von oben nach unten: AK-Zytotoxizität über C-Aktivierung; Immunkomplexreaktion; zellgebundene Immunreaktion; Immunstimulation; AK-abhängige zelluläre Zytotoxizität; Determinantenblockade; AK-Bindung an azelluläre Strukturen; Agglutination)

azelluläre Strukturen: Funktionell können sie dem Typ II zugeordnet werden, wenn auch — streng genommen — keine Zytotoxizität vorliegt. Sie spielen eine Rolle in der Genese der nephrotoxischen Nephritis, bullöser Hautveränderungen (Pemphigus, Pemphigoid), der Hautveränderungen beim LEV und — wahrscheinlich — der Rheumatoidarthritis (Kollagenautoantikörper).

Tabelle 21
Pathogene Effekte von Autosensibilisierungen

Typ		Bedeutung	Beispiel
I	(Reagine)	?	vereinzelte hormonelle Allergien (Progesteron, Östrogene)
II	(Komplement-zytolyse)	++	Immunzytopenien, Infertilität, Thyreoiditis?
III	(Immunkomplexe)	+	LEV, RA, gemischte Kryoglobulinämien
IV	(zellgebundene Reaktionen)	++	Thyreoiditis, Adrenalitis, CAH (?), Colitis ulcerosa (?), RA (?), sympathische Ophthalmie (?)
V	(Stimulation)	(+)	Hyperthyreose (LATS bzw. LATS-Protektor)
VI	(ADCC)	+	Thyreoiditis, CAH, Colitis ulcerosa (?)

2. Agglutinierende Autoantikörper: Sie können bedeutsam werden, wenn sie gegen normalerweise frei zirkulierende bzw. bewegliche Zellen gerichtet sind (Blutzellen, Spermien). Neben der Funktionsbeeinträchtigung kann die Agglutination der erste Schritt zur Elimination sein.

3. Blockierung von Rezeptoren und anderen funktionellen Strukturen: Diese Art der Antikörper wurden erst in neuerer Zeit nachgewiesen, so z. B. gegen muskuläre Azetylcholinrezeptoren bei Myasthenia gravis und gegen Insulinrezeptoren (vereinzelt bei Insulinresistenz). Hier-

her gehören auch die Antikörper gegen Intrinsic Faktor, Insulin, Apolipoproteine und Gerinnungsfaktoren. Möglicherweise haben analoge Sensibilisierungen sogar gewisse physiologische Funktionen (z. B. als Anti-Idiotypantikörper für die Immunregulation).

Bei primären Veränderungen der Immunzellen bleibt die Autosensibilisierung so lange bestehen, wie die Veränderung anhält (temporär z. B. bei infektiöser Mononukleose, anhaltend bzw. progredient bei Immunproliferationskrankheiten). Wird die Autosensibilisierung durch einen einmaligen Antigenstimulus ausgelöst, klingt sie mehr oder weniger rasch wieder ab. Ein chronischer Verlauf setzt die langfristige bzw. intermittierende Antigeneinwirkung voraus. Wahrscheinlich bedeutsamer ist jedoch, daß im Verlauf der allergischen Reaktion körpereigene Strukturen so modifiziert werden können, daß sie zum Autoantigen werden und damit einen Circulus vitiosus einleiten (z. B. alteriertes IgG bei Rheumatoidarthritis).

6.1.4. Abhängigkeit von exogenen bzw. endogenen Faktoren

Genetische Faktoren: Im Tierexperiment sind die Zusammenhänge z. T. sehr eingehend analysiert (z. B. NZB-Maus, H-2-abhängige Immunthyreoiditis der Maus). Beim Menschen zeichnet sich das gehäufte Vorkommen von HLA-A1, B8 und BW15 ab. Die zugrunde liegenden Mechanismen sind noch unklar (Beziehungen zu immune response-Genen; Rezeptoren für Viren usw., s. S. 150). Lupus erythematodes, Rheumatoidarthritis sowie der Nachweis von Rheumafaktoren und antinukleären Faktoren zeigen eine familiäre Häufung. Eine andere Gruppe mit familiärer Häufung umfaßt die Immunthyreoiditis, die Perniziosa und den M. Addison bzw. den Nachweis der entsprechenden Antikörper. Die Tatsache, daß innerhalb dieser Familien unterschiedliche Manifestationen auftreten, spricht für die genetische Fixierung der Bereitschaft zur Autosensibilisierung, deren Realisierung aber von zusätzlichen Faktoren abhängt.

Immundefekte: Unter den primären Immundefekten finden sich Autoimmunphänomene gehäuft bei zellulären bzw. kombinierten Defekten, z. B. Nezelof-Syndrom, Ataxia teleangiectatica, Wiskott-Aldrich-Syndrom, schweren kombinierten Immundefekten (Störung der Immunregulation?) und beim Fehlen von IgA (Invasion kreuzreagierender Antigene?). Andererseits zeigt sich immer deutlicher, daß bei Autoimmunkrankheiten sehr oft Defekte der T-Zellfunktion nachzuweisen sind. Bei den nicht-organspezifischen Erkrankungen ist dies häufiger der Fall (LEV 50–90%) als bei den organspezifischen (Thyreoiditis 20–50%). Lymphozytenantikörper finden sich ebenfalls gehäuft, vor allem bei den „Bindegewebserkrankungen" (LEV 87,5%, RA 56%, Sklerodermie 27%) aber auch bei Multipler Sklerose (34%) und Myasthenie (53%). Diese Defekte könnten über die gestörte

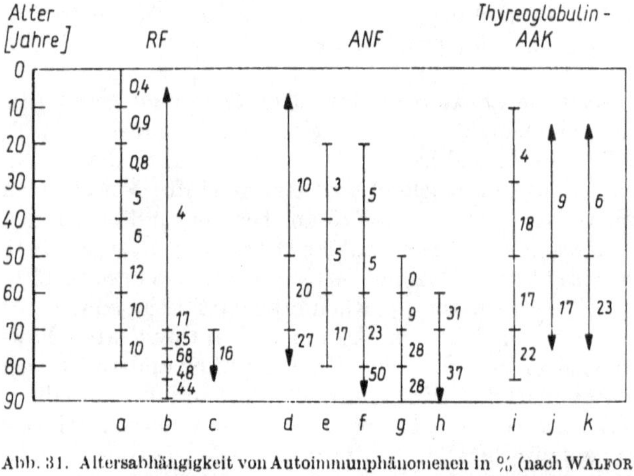

Abb. 31. Altersabhängigkeit von Autoimmunphänomenen in % (nach WALFORD; mit Buchstaben sind verschiedene Literaturquellen gekennzeichnet)

Immunregulation, aber auch über atypisch verlaufende Infektionen, zur Autosensibilisierung führen.

Immunproliferationskrankheiten: Bei einer Reihe von Autoimmunkrankheiten entwickeln sich im weiteren Verlauf Neoplasien des lymphatischen Gewebes. Umgekehrt finden sich bei lymphoproliferativen Erkrankungen recht oft Hinweise auf Autosensibilisierungen. Als Ursache dieser Syntropien kommen in Frage:

a) Die maligne Entartung des lymphatischen Gewebes unter dem ständigen Antigenreiz,

b) die Entwicklung der Autosensibilisierung auf dem Boden einer primären Entartung der Immunzellen,

c) eine übergeordnete Störung, die sowohl die Proliferation veränderter Zellen als auch die Autosensibilisierung begünstigt (Virusinfektion?).

Lebensalter: Mit steigendem Lebensalter nimmt die Häufigkeit von Autoimmunphänomenen zu (s. Abb. 31). Dies kann 2 Ursachen haben:

a) Zunehmende Zahl der Mutationen im Immunsystem, die zur Autosensibilisierung führen.

b) Nachlassen der immunregulatorischen, toleranzerhaltenden Funktionen. Bei NZB/W-Mäusen können z. B. Autosensibilisierungen bei älteren Tieren durch T-Zellen von jüngeren gehemmt werden.

c) Mit zunehmendem Alter steigt aber auch die Zahl der Gelegenheiten, durch die sequestrierte oder kreuzreagierende Antigene einwirken konnten bzw. Autoantigene entstanden.

Walford führt das Altern selbst auf Autosensibilisierungsvorgänge zurück. Im Laufe des Lebens unvermeidbare vielfältige Veränderungen körpereigener Strukturen sollen zunehmend eine Autoimmunreaktion auslösen, die letztlich Ursache des Alternsvorganges sei. Beweise stehen noch aus.

Infektionen: Autoimmunerkrankungen werden aus klinischer Sicht oft mit Infektionen in Zusammenhang gebracht — nicht nur wegen differentialdiagnostischer Schwierigkeiten. Auch Tierexperimente sprechen für kausale Beziehungen. Im Prinzip können folgende Mechanismen eine Rolle spielen:

a) Modifikationen körpereigener Strukturen, die auf diese Weise zum Autoantigen werden,

b) Entstehung eines Kombinationsantigens mit autoantigenen Eigenschaften (z. B. Inkorporation von Wirtsantigen in das Virion),

c) Kreuzreaktionen durch antigenverwandte Mikroorganismen (z. B. Streptokokken),

d) Beeinflussung des Immunsystems durch die Infektionserreger (lymphotrope Viren).

Autosensibilisierungsphänomene wurden gehäuft nachgewiesen bei infektiöser Mononukleose, Mykoplasmapneumonien, Tuberkulose, lepromatöser Lepra, Malaria u. a. m. Tierexperimente lassen vermuten, daß Viren eine ganz entscheidende ätiologische Rolle spielen.

Arzneimittelbedingte Autosensibilisierungen: Der LEV wird besonders oft mit Arzneimittelsensibilisierungen in Zusammenhang gebracht (Hydralazin, Penizillin, Phenylbutazon, Hydantoine, Sulfonamide usw.) Es wird angenommen, daß die betreffenden Medikamente über eine Modifikation körpereigener Strukturen wirksam werden, z. B. durch Bindung an Nukleoproteine. Der Pseudolupus wurde praktisch ausnahmslos nach einem Präparat zur Behandlung von Venenerkrankungen beobachtet. Nach α-Methyl-Dopa kann eine autoimmunhämolytische Anämie auftreten.

6.1.5. Physiologische Bedeutung der Autosensibilisierung

Autoantikörper können in zahlreichen Situationen nachgewiesen werden, in denen sie ohne jede pathogene Effekte sind, so z. B. bei toxischen bzw. anoxischen Nekrosen, z. T. sogar bei Gesunden (Anti-I-AK, AK gegen trypsinierte Erythrozyten, ANF, AK gegen Elastin u. a. mit niedrigem Titer). Dies hat zu der

Vorstellung geführt, daß sie bei Abräumvorgängen eine Rolle spielen. Nach den Vorstellungen GRABARS stehen bei den Abbauvorgängen normalerweise enzymatische Vorgänge im Vordergrund. Bei ihrer Überforderung treten Immunreaktionen hinzu. Zur Beteiligung von „Autosensibilisierungsvorgängen" an der natürlichen Immuntoleranz s. S. 153.

6.1.6. Klinik der Autoimmunerkrankungen (s. Tab. 22)

Die Autoimmunkrankheiten sind klinisch durch ihren chronisch-progredienten bzw. chronisch-rezidivierenden Verlauf gekennzeichnet, der oft ohne ersichtlichen Zusammenhang mit exogenen Noxen ist. Vollständige oder teilweise Remissionen sind möglich. Aus klinischer Sicht empfiehlt sich die Unterscheidung in organspezifische und nicht-organspezifische Erkrankungen. *Organspezifische* Erkrankungen sind z. B. die Immunthyreoiditis, die atrophische Gastritis, Immunendokrinopathien, Immunerkrankungen des ZNS und der Augen. Die verantwortlichen Antigene sind organ-, nicht aber speziesspezifisch. Sensibilisierte Lymphozyten spielen wahrscheinlich eine besondere pathogenetische Rolle. Hierher gehören auch die Immunzytopenien, wenngleich bei ihnen keine Zweifel an der pathogenetischen Bedeutung der Antikörper bestehen.

Zu den *nicht-organspezifischen*, systemartigen Autoimmunkrankheiten gehören vor allem der Lupus erythematodes und wahrscheinlich auch die anderen „Kollagenosen". Die Manifestationen sind vielfältig, wobei das Bindegewebe eine besondere, wahrscheinlich aber unspezifische Rolle spielt. Die Autoantikörper sind gegen sehr verschiedene intra- und extrazelluläre Bestandteile (Kerne, Mitochondrien, Mikrosomen, Immunglobuline usw.) gerichtet. Die familiäre Belastung ist deutlich, wobei die Manifestationen wechseln können. Nahezu

Tabelle 22

Experimentelle und klinische Autoimmunkrankheiten

Gewebe bzw. Organ	Experimentelle Autoimmunkrankheiten	Klinisches Krankheitsbild
Zentralnervensystem	experimentelle allergische Enzephalomyelitis (EAE)	Multiple Sklerose? Enzephalitis nach Tollwutimpfung
Peripheres Nervensystem	experimentelle allergische Neuritis (EAN)	idiopathische Polyneuritis (?)
Quergestreifte Muskulatur	Myastenieähnliche Veränderungen	Myasthenia gravis
Hypophyse	Adenohypophysitis	Hypophysitis (?)
Schilddrüse	Thyreoiditis	HASHIMOTO-Thyreoiditis
Nebenschilddrüse	Parathyreoiditis	idiopathische Parathyreoiditis (?)
LANGERHANSsche Inseln	Insulitis	juveniler Diabetes (?)
Nebennieren	Adrenalitis	Idiopathischer M. ADDISON
Hoden	Orchitis	allergische Orchitis (?)
Linse	Endophthalmitis	phakogene Uveitis
Uvea	Uveitis	sympathische Ophthalmie
Haut	Dermatitis (?)	Pemphigus, Pemphigoid
Magenschleimhaut	Gastritis	Atrophische Gastritis (Perniziosa)
Kolonschleimhaut	Kolitis	Colitis ulcerosa
Niere	Glomerulonephritis	Nephrotoxische Nephritis
Herz	Myokarditis	Postmyokardinfarkt- und Postkardiotomiesyndrom (?) rheumatische Karditis (?)
DNS?	NZBIW-Maus	Lupus erythematodes

regelmäßig finden sich auch Abweichungen der allgemeinen immunologischen Reaktionsfähigkeit (vor allem der T-Zellfunktionen). Auf Grund immunologischer wie auch genetischer Beobachtungen ist z. B. auch die chronisch-aggressive Hepatitis zu den „nicht-organspezifischen" Erkrankungen zu zählen. In der Regel finden sich gehäufte Erkrankungen aus derselben Gruppe (organspezifische oder nicht-organspezifische Autoimmunkrankheiten). Gesicherte Kenntnisse über evtl. Vererbungsvorgänge fehlen allerdings noch. Vereinzelt werden auch bei einem Patienten verschiedene Manifestationen beobachtet (*Overlapping-Syndrome*), z. B.

Autoimmunthyreoiditis + Perniziosa
Autoimmunthyreoiditis + M. ADDISON
= SCHMIDT-Syndrom
Autoimmunhämolytische Anämie
+ Autoimmunthrombozytopenie = EVANS-Syndrom
Autoimmunhämolytische Anämie + Colitis ulcerosa
Rheumatoidarthritis + Sicca-Syndrom
= M. SJÖGREN

6.1.7. Therapie der Autoimmunkrankheiten

Bei dem wechselhaften Verlauf ist die Objektivierung des Erfolges therapeutischer Maßnahmen oft schwierig. Spontane langanhaltende Remissionen sind möglich. Manche Autoaggressionsvorgänge kommen allmählich zum Stillstand, sie brennen aus, wie z. B. die atrophische Gastritis oder die progressiv-chronische Polyarthritis in ihren Endstadien. Andere wiederum führen durch den Befall lebenswichtiger Organe oder durch ihre Generalisation zu schweren Verläufen mit oft tödlichem Ausgang (Lupus erythematodes).

Die Kausaltherapie hat zum Ziel, die Entstehung des Antigens zu verhindern, welches den immunologischen Mechanismus auslöst oder unterhält. Das erstere Ziel ist bisher bei menschlichen Erkrankungen nicht mit Sicherheit zu erreichen. Dagegen ist es durchaus möglich, mit primär symptomatischen Maßnahmen (Immunsuppressiva, Kortikoide) die Immunaggression und damit die Freisetzung der für die Unterhaltung der Reaktion entscheidenden Antigene zu hemmen. In manchen Fällen kann dadurch ein Circulus vitiosus durchbrochen und eine mehr oder weniger lange Remission erzielt werden. Abgesehen von der noch unbefriedigenden Selektivität der „Immunsuppressiva“ besteht die Gefahr, daß durch unzweckmäßige Dosierung vor allem die Funktion der Regulatorzellen (Suppressoreffekt s. S. 153) beeinträchtigt und damit der Autosensibilisierungsprozeß verstärkt wird.

Ein nur scheinbar entgegengesetzter Ansatzpunkt leitet sich aus manchen Tiermodellen ab (z. B. NZB-Maus), aber auch aus der Tatsache, daß bei Autoimmunerkrankungen öfter Defekte des T-Zellsystems nachzuweisen sind. Sie waren Veranlassung zum Einsatz des Transferfaktors (s. S. 224) wie auch von Thymushormon-Präparationen (zur Rekrutierung bzw. vollständigen Ausreifung der T-Zellen). Erste ermutigende Ergebnisse dürfen aber nicht darüber hinwegtäuschen, daß auch diese Versuche noch recht ungezielt sind. Dennoch verdienen sie besondere Aufmerksamkeit.

Ein weiterer, in der Perspektive erfolgversprechender, Weg zielt auf die Wiederherstellung der verloren gegangenen oder Erzeugung einer neuen Immuntoleranz ab. Diese Bemühungen sind analog jenen zur Verbesserung der Transplantationsergebnisse. Es darf aber nicht übersehen werden, daß bei der Transplantation mit zunehmender Kenntnis der Transplantations-Antigene die Situation ungleich einfacher ist, als bei den wesentlich komplexeren Autoimmunkrankheiten. Ein weiterer ganz entscheidender Unterschied liegt darin, daß es bei der Transplantation möglich ist, die Toleranz vor dem eigentlichen Antigen-Kontakt zu erzeugen, während bei der Autosensibilisierung eine bestehende Sensibilisierung in Gegenwart des verantwortlichen Antigens durchbrochen werden muß.

6.2. Vorkommen und Bedeutung von Autoimmunphänomenen

Die wichtigsten Methoden zum Nachweis von *Auto-AK* sind
— Agargelpräzipitation (nur ausnahmsweise positiv),
— direkte Agglutination (Blutzellen, Spermien),

- Trägeragglutination (ANF, RF, AK gegen Thyreoglobulin),
- Immunfluoreszenz (direkt und indirekt: z. Z. universellste Methode) (vgl. Tafelanhang),
- Radioimmuntechniken (z. B. AK gegen DNS und Basalmembranen),
- Zytotoxizitäts- bzw. Zytolysereaktionen (Blutzellen, Spermien).

Zum Nachweis *zellgebundener Sensibilisierung* werden

- LTT, Migrationshemmtechniken und verwandte Reaktionen
- I.c.-Test und
- Zytotoxizitätstests

eingesetzt.

Innerhalb der Autoimmunphänomene unterscheidet man organspezifische und nichtorganspezifische. Die ersteren sind gegen Strukturen jener Organe gerichtet, die auch Sitz der Erkrankung sind. Bei den letzteren fungieren weitverbreitete Strukturen als Ag. Dies schließt nicht aus, daß die entsprechenden Autoimmunphänomene doch eine diagnostisch nutzbare Spezifität für bestimmte Erkrankungen haben.

6.2.1. *Nicht-organspezifische Autoantikörper*

6.2.1.1. *Antinukleäre Faktoren (ANF)*

Als ANF faßt man alle AK zusammen, die gegen Bestandteile des Zellkernes gerichtet sind.

6.2.1.1.1. *Globale Nachweismethoden*

Die indirekte IF ist z. Z. am verbreitetsten. Als Substrat dienen entweder Zellausstriche von Menschen bzw. Tieren (Leukozyten, Schleimhautepithelien) oder

Gefrierschnitte tierischen Materials (Rattennieren, -leber o. ä.). Die Verwendung von mindestens 2 verschiedenen Substraten vermeidet Fehlbestimmungen durch Organ- oder Gewebsspezifität der ANF. Die Ausstriche werden mit dem zu untersuchenden Serum inkubiert. ANF binden sich an das Kernmaterial und können durch Zusatz eines fluoreszenzmarkierten Anti-Ig-Serums sichtbar gemacht werden. Bei sorgfältiger Technik können verschiedene Fluoreszenzmuster identifiziert werden, die z. T. auch diagnostische Aussagen erlauben (s. Tab. 23). Gelegentlich zeigen die ANF eine gewisse Gewebsspezifität (für Granulozyten bei RA und Felty-Syndrom, für Leber bei CAH). Die IF ist die ideale Screening-Methode, ein Titer unter 1:50 besagt nicht viel (bes. bei älteren Personen). Ein Titer über 1:1000 wird nur bei

Tabelle 23
Fluoreszenzmuster beim Nachweis antinukleärer Faktoren

	Typ	Antigen	Bemerkungen
	peripher	DNS (lösl. Nukleoprotein)	fast spezifisch für LEV (vor allem bei schwereren Verlaufsformen), gelegentlich bei Sklerodermie und RA.
	homogen	Nukleoprotein	häufigster Typ. LEV, aber auch Lupus erythematodes discoides, anderen Bindegewebserkrankungen, gelegentlich bei Tumoren und verschiedenen Dermatosen
	fädig	Sm- und ENA-Antigen	vor allem LEV, gelegentlich bei Sklerodermie
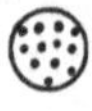	getüpfelt		Sklerodermie, CRST-Syndrom, seltener bei LEV und Dermatomyositis
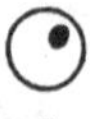	nukleolär	7S-RNS	fast ausschließlich bei Sklerodermie; selten bei LEV, Dermatomyositis, RA.
	Granulozytenfluoreszenz		vor allem bei RA; seltener LEV, insbesondere arzneimittelbedingtem LEV und Sklerodermie

LEV, lupoider Hepatitis und — gelegentlich — bei Sklerodermie beobachtet. Am häufigsten finden sich AK gegen Nukleoproteine. Spezifischere Aussagen erlaubt nur der Nachweis der DNS-AK.

6.2.1.1.2. AK gegen spezielle Kern-Antigene (s. Tab. 23)

a) *AK gegen Nukleoproteine*

LE-Zell-Test: Als LE-Zellen werden Phagozyten bezeichnet, die abgebaute Kernbestandteile in Form „rauchgrauer" Massen enthalten. Sie können in Ausstrichen des peripheren Blutes oder Knochenmarkes auftreten — vor allem nach Inkubation bei 37 °C (direkter Test). Beim indirekten Test werden Spenderleukozyten als Substrat für das Patientenserum wie auch die Phagozytose verwendet. Verantwortlich sind AK gegen Nukleoproteine (vielleicht auch gegen DNS). Zellschädigung ist eine Voraussetzung für das Wirksamwerden der AK. In der ersten Phase kommt es zum Anschwellen des Kernes und Verlust der Chromatinfärbbarkeit. In der zweiten — unspezifischen — Phase werden die so veränderten Kerne phagozytiert. In analoger Weise entstehen die Hämatoxylin-Körperchen im Gewebe. *Andere Methoden:* Der unmittelbare Nachweis kann mit der KBR, der indirekte IF an dünnen Ausstrichen von Nukleoprotein und der Agglutination nukleoproteinbeladener Träger erfolgen. Als Ag scheinen sowohl Teile des Histons als auch der DNS beteiligt zu sein. AK gegen unlösliches Nukleoprotein geben bei der indirekten IF ein homogenes Muster, solche gegen lösliches eine mehr periphere Bindung. Diese AK sind recht spezifisch für den LEV (s. Tab. 24).

b) *AK gegen DNS*

Nur in 6—10% ist ihr Titer beim LEV so hoch, daß die Agargel-Präzipitation positiv wird. Wesentlich empfindlicher sind Träger-Agglutination (Latex, Erythro-

Tabelle 24

Häufigkeit des Nachweises des LE-Phänomens und antinukleärer Faktoren (ergänzt nach BEICKERT)

Erkrankung	LE-Phänomen (in %)	ANF (in %)
Lupus erythematodes visceralis	70–70	etwa 100
Hydralazin-Erkrankung	1–7	etwa 100
Lupus erythematodes discoides	6–12	bis 50
Rheumatoidarthritis	etwa 20	10–30 (–60)
M. Sjögren		
mit Arthritis	10	56
Sicca-Syndrom	30	88
M. Felty	vereinzelt	20–40
Sklerodermie	6–30	60–80
Dermatomyositis	selten	20–60
Periarteritis nodosa	selten	17
Chronisch-aggressive Hepatitis	2–16	30–50
Primäre biliäre Zirrhose	vereinzelt	23–30
Colitis ulcerosa	3	25–44
Lepra	10–30	30
Tuberkulose	vereinzelt	bis 47
Myasthenia gravis	selten	bis 53
Immunhämolytische Anämien	0	39
Asbestose	0	28
Chronische Bronchitis	0	19
Maligne Tumoren	vereinzelt	18
Endogene Uveitiden	vereinzelt	10–48
Gesunde Männer	0	9
Frauen	0	13
20–40 Jahre	0	3,5
60–80 Jahre	0	19

zyten), die indirekte IF hochgereinigter DNS und Radioimmuntechniken (Farr-Technik, Feste Phase-RIA). Für den Nachweis spielt die Herkunft der DNS keine wesentliche Rolle. Entscheidend ist, ob sie nativ (Doppelstrang-DNS) oder denaturiert ist (Einzelstrang-DNS). Eine schonende Präparation ist deshalb besonders wichtig. Dennoch ist eine gewisse Denaturierung kaum zu vermeiden. Stabiler ist zirkuläre DNS von Bakteriophagen.

Neuerdings wird für die IF die DNS des Riesenmitochondrions von Crithidia luciliae empfohlen.

AK gegen native DNS sind hochspezifisch für den LEV. Verlaufsuntersuchungen erlauben prognostische Schlüsse. Die langfristige Erhöhung ist ein ungünstiges Zeichen, Remissionen künden sich meist durch einen Titerabfall an. AK gegen denaturierte DNS werden dagegen öfters auch bei anderen Erkrankungen nachgewiesen (s. Tab. 24). Bei der IF lokalisieren sich DNS-AK vorwiegend in der Kernperipherie.

c) *AK gegen RNS (antiribosomale AK)* (s. Tab. 25)

Diese AK reagieren sowohl mit natürlicher als auch synthetischer Doppelstrang-RNS, z. T. auch mit Ribonukleoproteinen.

d) *AK gegen Histon*

Sie finden sich bei LEV und Sklerodermie nur in etwa 10% und erreichen selten Titer über 1:100. Der Nachweis erfolgt meist durch die KBR. Die Existenz von AK gegen natives Histon ist bisher nicht gesichert.

e) *AK gegen Kern-Glykoproteine*

Das Ag ist ein mit Phosphatpuffer aus Kernmaterial extrahierbares hochmolekulares Glykoprotein (soluble macroglobulin; Sm-Antigen). Bei der indirekten IF erzeugen diese AK ein getüpfeltes Bild. Sie können auch

Tabelle 25

RNS-Antikörper

Erkrankung	Vorkommen	Bemerkungen
Lupus erythematodes visceralis	20–50%	sehr heterogen, gehäuft mit Uridinbasen reagierend. Keine eindeutigen Beziehungen zu Aktivität
Sharp-Syndrom		vorzugsweise mit Ribonukleoproteinen reagierend
Sklerodermie	10%	vorzugsweise mit Urazilbasen reagierend
Rheumatoidarthritis, M. Sjögren	6–9%	
Myasthenia gravis	18%	
Gesunde	unter 6%	

durch die Trägeragglutination, ausnahmsweise durch die Gelpräzipitation nachgewiesen werden. Sie treten vor allem beim LEV auf.

f) *AK gegen extrahierbares Kernantigen (ENA-Antigen)*

Dieses Ag ist chemisch noch nicht eindeutig identifiziert, wahrscheinlich auch nicht einheitlich. Der AK-Titer (indirekte Hämagglutination) kann 1:1000000 überschreiten. Sie finden sich vor allem beim LEV (speziell den arzneimittelbedingten Formen). Die AK lösen eine fleckige Kern-IF aus. ENA hemmt in vitro die Reaktion zwischen DNS und DNS-AK. Auch in vivo scheinen ähnliche Effekte aufzutreten (relativ günstiger Verlauf der ENA-AK-positiven Erkrankungen).

g) *Antinukleoläre AK*

Sie treten zwar auch beim LEV auf (ca. 25%), wesentlich häufiger und mit höherem Titer aber bei generalisierter Sklerodermie, in etwa 8% auch bei RA.

6.2.1.2. Antiimmunglobuline (Antigammaglobuline)

Das bekannteste Antiimmunglobulin ist der Rheumafaktor (RF). Die letzten Jahre zeigten jedoch, daß unter den verschiedenen Bedingungen eine ganze Reihe von AK gegen Ig auftreten können. Man unterscheidet

a) AK gegen genetisch fixierte klassen- oder gruppenspezifische Determinanten der Ig (z. B. Anti-IgA, Anti-Gm),

b) sonstige AK, z. B. Anti-Antikörper.

Die Übergänge sind fließend. Der RF kann z. B. beiden Gruppen zugeordnet werden.

6.2.1.2.1. AK gegen isotypische Determinanten

AK gegen bestimmte Ig-Klassen treten besonders bei entsprechenden Immundefekten auf (als Ursache der Erkrankung oder Folge der fehlenden Immuntoleranz).

Bei Substitutionsversuchen können sie anaphylaktische Reaktionen auslösen (z. B. Anti-IgA). Der Nachweis erfolgt meist mittels Trägeragglutination.

6.2.1.2.2. AK gegen allotypische Determinanten

Bisher wurden AK gegen Am- und Gm-Merkmale nachgewiesen. Sie können nach wiederholten Transfusionen auftreten, wie auch im Gefolge von Erkrankungen (Gm-Spezifität des RF), gelegentlich sogar ohne ersichtlichen Anlaß (fetomaternale Sensibilisierung?). Abgesehen vom RF scheinen sie keine wesentliche pathogene Bedeutung zu haben.

6.2.1.2.3. Rheumafaktor (Anti-IgG-AK)

Das Ag des RF ist wahrscheinlich nicht einheitlich. Es ist auf der γ-Kette lokalisiert und weist enge (räumliche?) Beziehungen zu den Gm-Faktoren auf. Denaturiertes IgG ist geeigneter zum Nachweis als natives. Der AK zeigt Kreuzreaktionen mit tierischem Ig (Kaninchen). Die wichtigsten Nachweismethoden sind die Trägeragglutination und die indirekte IF. Die Bindung des IgG an die in beiden Fällen benutzten Träger kann durch Adsorption oder Immunreaktion erfolgen. Beim Waaler-Rose-Test werden mit Kaninchen-AK beladene Schaferythrozyten verwendet. Beim Latextest nach Singer und Plotz werden Latexpartikel mit der Cohn-Fraktion II beladen. Die Präzipitation kann in der Regel nur durch Sekundärmechanismen (Farr-Technik, Antiglobulinreaktion, RIA) sichtbar gemacht werden. Wegen der Heterogenität sollte immer je ein Test mit menschlichem und tierischem IgG angesetzt werden. Mit den Agglutinationsreaktionen werden im wesentlichen RF der IgM-Klasse erfaßt. Sie finden sich am häufigsten und mit den höchsten Titern bei RA, kommen aber auch bei anderen Erkrankungen vor (s. Tab. 26). Sichere Korrelationen zu Aktivität und Prognose fanden sich nicht. Sie können sowohl im Blut als auch in der Synovia nachgewiesen werden. Mittels IF fanden sich RF-produzierende Plasmazellen in den entzündlichen Infiltraten der Synovialis. Der Nach-

Tabelle 26

Vorkommen von Rheumafaktoren

Erkrankung	Agglutinationsreaktionen (IgM-RF)		Nicht-IgM-RF (Immunfluoreszenz)	Insgesamt
	Latex	Waaler-Rose		
Rheumatoidarthritis	86%	68%	86–95%	90–98%
Juvenile RA	10–20%		60–80%	
M. Sjögren	75–90%			
Primäre biliäre Zirrhose	bis 30%			
Chronisch-aggressive Hepatitis	20–50%			
Silikose	12%			
Lupus erythematodes visceralis	30–40%			
Sklerodermie	30 (22–50)%			
Periarteritis nodosa	10–25%			
Idiopathische Lungenfibrose	bis 25%			
M. Bechterew	0–5%		40%	
Psoriasisarthropathie	0–5%		55%	
Gicht	0–5%		33%	
infektiöse Arthritiden	0–5%		71%	
Gesunde unter 30 J.	3,1%	0,07%		
über 60 J.	27,8%	2,1%		

weis von Nicht-IgM-RF ist eine wichtige ergänzende Untersuchung bei „sero-negativer“ (d. h. bei Agglutinationsreaktionen negativer) RA. Sie kommen aber auch bei anderen Erkrankungen vor (s. Tab. 26). Außer bei den in der Tab. 26 angegebenen Erkrankungen finden sich RF gehäuft bei chronischen Infektionen (Syphilis, Tbk, Endokarditis lenta, Lepra, Leishmaniose; z. T. in bis zu

60%, der Titer geht dem Krankheitsverlauf parallel), nach Impfungen, Desensibilisierung, bei insulinbehandelten Diabetikern, lymphoproliferativen Erkrankungen, Sarkoidose, infektiöser Mononukleose (oft Kryoglobulineigenschaften), nach Transplantationen und bei Malignomen.

6.2.1.2.4. Anti-Antikörper (Milgrom-Faktoren)

Diese dem RF verwandten AK reagieren mit AK, die zusammen mit dem entsprechenden Ag in Immunkomplexen vorliegen. Ihre Sonderstellung ist umstritten. Sie gehören der IgG-Klasse an und kommen bei sehr unterschiedlichen Erkrankungen — oft mit anderen Antiglobulinen — vor, gelegentlich auch bei Gesunden im höheren Lebensalter.

6.2.1.2.5. Serumagglutinatoren

Diese AK reagieren mit unterschiedlichen, durch Enzymeinwirkungen entstehenden Ig-Fragmenten — vor allem des Fab-Bereiches. Am bekanntesten sind Pepsinagglutinatoren. Im Gegensatz zu den RF binden sie sich vorzugsweise an IgG derselben Spezies. Der Nachweis erfolgt mit der indirekten Hämagglutination. Positiv sind Titer über 1:160. Sie kommen vor allem bei RA und chronischen eitrigen Infektionen vor (insbesondere durch gram-positive Keime). Ihr Nachweis kann auch differentialdiagnostische Aussagen erlauben (Osteomyelitis-Tumor).

6.2.1.2.6. Anti-Idiotyp-Antikörper

Sie sind gegen die spezifische Struktur des Fab-Fragmentes gerichtet und haben deshalb besonderes theoretisches Interesse. Ihre Existenz unter klinischen Bedingungen ist jedoch noch umstritten.

6.2.1.3. *Antimitochondriale Antikörper (AMA)*

Das verantwortliche Ag ist ein Lipoprotein der inneren Mitochondrienmembran. Zum Nachweis sind alle Zellen geeignet, die reichlich Mitochondrien besitzen — auch tierischer Herkunft (Gallengänge, Tubulusepithelien der Niere, Schilddrüse und Magenschleimhaut). AMA finden sich bei primärer biliärer Zirrhose in 80—100% — ohne eindeutige Beziehung zu klinischem Bild oder Verlauf. Der Titer kann 1:6000 erreichen. Noch höhere Titer werden lediglich beim Pseudo-LE-Syndrom erreicht. In geringerer Häufigkeit kommen AMA bei chronisch-aggressiver Hepatitis (11—25%), gelegentlich auch bei extrahepatischem Gallenwegsverschluß, bei Arzneimittelikterus und Hepatitis infectiosa (0—8%) vor. Bei Gesunden finden sie sich in weniger als 1%. Am wertvollsten sind sie für die Differentialdiagnose der Gallenwegsobstruktion.

Die AMA scheinen heterogen zu sein. Am verbreitetsten sind AK, die mit Mitochondrien der Beleg- und Hauptzellen des Magens, der azinären Zellen der Schilddrüse und Speicheldrüsen sowie der distalen Tubuluszellen der Niere reagieren (M 1). Ein 2. Typ (M 2) reagiert vorwiegend mit den proximalen Nierentubuli. Meist treten beide zusammen auf (M 1 > M 2). Das alleinige Vorkommen von M 2 wird bei chronisch-aggressiver Hepatitis gefunden. Von diesen M-Antikörpern sind die bei Syphilis auftretenden Kardiolipin-AK abzugrenzen. Wieder andere Spezifitäten scheinen die AMA bei Kollagenosen zu haben.

6.2.1.4. *Antimikrosomale Antikörper (LMK-AK)*

Das verantwortliche Ag ist ein Lipoprotein des endoplasmatischen Retikulums, welches sich vor allem in den proximalen Tubuli der Niere, in Leberzellen und Epithelzellen von Ösophagus und Duodenum findet. Da die AK vor allem mit Leber- und Nierenschnitten nachgewiesen werden, wurden sie als L(liver)K(kidney)M(microsomal)-AK bezeichnet. Die Abgrenzung von antimitochondrialen AK kann erhebliche Schwierigkeiten bereiten. Am geeignetsten für den Nachweis sind Nierenschnitte an der Grenze zwischen Mark und Rinde, in denen die proximalen Abschnitte der Tubuli ausschließlich die LKM-AK, die aufsteigenden Schenkel der Henleschen Schleifen dagegen die AMA binden. Bis auf wenige Ausnahmen finden sich LKM-AK nur bei chronisch-aggressiver Hepatitis. Der Titer liegt meist zwischen 1:20 und 1:2000. Titerschwankungen gehen der klinischen Aktivität parallel.

6.2.1.5. Antikörper gegen glatte Muskelfasern (SMA)

Zum Nachweis sind glattmuskuläre Organe unterschiedlicher Herkunft geeignet (Gefäße, Magen), aber auch manche „nichtmuskuläre" Strukturen, z. B. Megakaryozyten, Thrombozyten, Bürstensaum der Nierentubuli. Das eigentliche Ag scheint das Aktin zu sein. Allerdings wurden auch AK gegen andere kontraktile Elemente (Aktomyosin, Tropomyosin) gefunden. In der Leber finden sich diese Strukturen unmittelbar unter der Zellmembran („polygonales" IF-Muster). Diese AK kommen vor allem bei chronisch-aggressiver Hepatitis vor (50—80% mit Korrelation zur Aktivität), aber auch bei primärer biliärer Zirrhose (bis 50%), sekundären biliären Lebererkrankungen (11%) und (transitorisch) bei akuter Hepatitis, bei RA (10—30%), gelegentlich auch bei Asthma bronchiale und Neoplasmen. Bei Gesunden können sie nur in 1—6% (mit niedrigem Titer in bis zu 12%) nachgewiesen werden.

6.2.1.6. Retikulin-Antikörper

Die Bezeichnung „Retikulin"-AK resultiert daraus, daß sie bei der IF-Untersuchung Bindegewebsstrukturen in einer Weise anfärben, die der Retikulinfärbung entspricht. Dahinter verbergen sich wahrscheinlich sehr unterschiedliche AK, deren Ag noch nicht näher identifiziert sind. Zum Nachweis dienen Leber-, Nieren- und Magenschleimhautschnitte (von Mensch und Ratte) sowie Makrophagen und Leukozyten (Ratte). Nach RIZZETTO und DONIACH kann man mindestens 5 verschiedene Typen unterscheiden. Bei zweien steht die etwas unterschiedliche Bindung an Bindegewebsfasern im Vordergrund (Retikulin-AK i. e. S.). Bei einer zweiten Gruppe färben sich vor allem sinusoidale Zellen der Leber (Kupfersche Sternzellen und andere mononukleäre Zellen). Viele Seren reagieren sowohl mit den genannten Zellen und Fasern als auch mit der Bindegewebsgrundsubstanz.

Retikulin-AK kommen vor allem bei Dermatitis herpetiformis (47%) und der Gluten-Enteropathie (bei Kindern in 60%, bei Erwachsenen in etwa 40%) vor. Relativ häufig finden sie sich auch bei M. Crohn (24%), bei Heroinsüchtigen (20%), M. Sjögren (17%), Myasthenia gravis (16%), Vitiligo und Alopezie (11%) sowie RA (10%) und anderen Bindegewebserkrankungen (7%). Bei Gesunden werden sie in etwa 4% nachweisbar.

6.2.1.7. *Kollagen-Antikörper*

Das Ag ist noch nicht exakt definiert und wahrscheinlich nicht einheitlich. Die ersten Nachweise erfolgten mit der Antiglobulinkonsumption. Die IF ist durch häufige unspezifische Reaktionen belastet. Kollagen-AK finden sich am häufigsten bei RA (85–95%, mit Beziehungen zum Stadium), sehr oft aber auch bei M. Sjögren (80%), Felty-Syndrom (64%), Sklerodermie (70%), LEV (50–60%), bei Rheumatoiden (15%) und Endomyokarditis (30–60%), bei Gesunden dagegen nur in 3–5%.

6.2.2. *Organspezifische Autoantikörper*

6.2.2.1. *Antikörper gegen Bestandteile des Blutes*

6.2.2.1.1. *Erythrozyten-Autoantikörper*

Autoimmunhämolytische Anämien können durch unterschiedliche AK ausgelöst werden. In der Tab. 27 sind die wichtigsten von ihnen und die durch sie ausgelösten Erkrankungen, in der Tab. 28 die wesentlichen Eigenschaften zusammengefaßt. Der Nachweis erfolgt im

Tabelle 27

Pathogene antierythrozytäre Antikörper, ihr Vorkommen und ihre wichtigsten Nachweismethoden (nach SCHUBOTHE)

Antikörpertyp	Vorkommen	Nachweismethode
Inkomplette Wärme-Autoantikörper	relativ häufig	direkter Antiglobulintest
Wärme-Autohämolysine	sehr selten	Hämolysintest 40 °C, pH 6,5
Kälteagglutinine mit autohämolytischem Effekt	relativ selten	Kälteagglutinintiter, Hämolysintest 20 °C, pH 6,5
Donath-Landsteiner-Antikörper	selten	bithermischer Hämolysintest 0–40 °C, pH 7,7

Prinzip mittels Hämagglutination bzw. Hämolyse. Die Untersuchung muß jedoch die unterschiedlichen Temperaturamplituden sowie die Tatsache berücksichtigen, daß ein Teil der AK „inkomplett“, d. h. nicht unmittelbar zur Agglutination befähigt ist. Die wichtigsten Methoden sind:

a) *Agglutinationsreaktionen*

Zur unmittelbaren Agglutination sind vor allem die selteneren AK (Kälte-Agglutinine, Donath-Landsteiner-AK) befähigt. Ihr Nachweis erfolgt in klassischer Weise durch Inkubation des Serums mit den Erythrozyten bei entsprechender Temperatur in 0,9% NaCl. Die Agglutination kann meist makroskopisch beurteilt werden (analog der Blutgruppenbestimmung). Wärme-Autoantikörper gegen Erythrozyten sind im allgemeinen inkomplett. Entgegen früheren Vorstellungen sind auch

Tabelle 28
Klinische Krankheitsbilder durch antierythrozytäre Autoantikörper (nach SCHUBOTHE)

Art der Antikörper	Klinische Krankheitsbilder
Wärme-Autoantikörper	1. Idiopathische chronische und subakute Anämien durch Wärme-AAK 2. Symptomatische chronische Anämie durch Wärme-AAK 3. Symptomatische akute passagere (postinfektiöse) Anämie durch Wärme-AAK
Kälteagglutinine	1. Idiopathische chronische Kälteagglutininkrankheit 2. Symptomatische chronische Kälteagglutininkrankheit 3. Symptomatische akute passagere (postinfektiöse) Kälteagglutininkrankheit
Donath-Landsteiner-Antikörper	1. Chronische nicht-syphilitische Kältehämoglobinurie 2. Symptomatische chronische syphilitische Kältehämoglobinurie 3. Symptomatische akute, passagere (postinfektiöse?) nicht-syphilitische autoimmunhämolytische Anämie durch DL-Antikörper

diese AK bivalent. Die Agglutination wird aber durch sterische Behinderung, den Einfluß der Oberflächenladung o. a. Mechanismen verhindert. Zum Nachweis der inkompletten AK werden herangezogen:

- Supplementreaktionen: Zusatz von Albumin, Dextran, Polyvinylchlorid o. a. führt zur Agglutination (Konglutination).
- Enzymreaktionen: Nach der Behandlung der Erythrozyten mit Papain, Bromelin, Fizin u. a. proteolytischen Enzymen können inkomplette AK ebenfalls aggluti-

nieren; möglicherweise durch Beseitigung sterischer Behinderung oder Freilegung weiterer Antigendeterminanten.

– Antiglobulin-Reaktion (Coombs-Test): s. unten.

Die Abkühlung des Blutes unter 37 °C vor Einleitung der eigentlichen Untersuchungen muß vermieden werden, da sonst die Situation kompliziert wird und eindeutige Aussagen oft nicht mehr möglich sind.

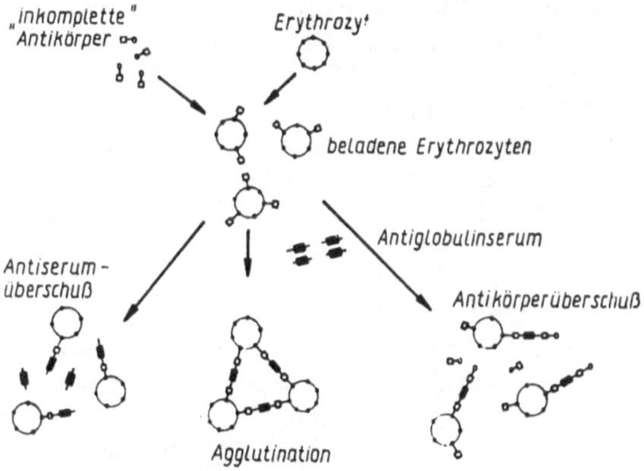

Abb. 32. Mechanismus des COOMBS-Testes

b) *Antiglobulin-Reaktion (Coombs-Test)*

Diese Methode dient zum Nachweis der Erythrozytenbindung nichtagglutinierender, inkompletter AK. Durch das Antiserum wird eine Vernetzung der Erythrozyten und damit die Agglutination bewirkt (s. Abb. 32). Mittels spezifischer Antiseren konnte gezeigt werden, daß nicht nur Ig, sondern auch Komplementkomponenten (C3, C4) gebunden sein können. Da die AK-Bindung (mit oder ohne C) jede Autoimmunhämolyse einleitet, ist der Test die ideale Screening-Methode. Als indirekter Test dient sie zum Nachweis zirkulierender AK (Patientenserum wird zunächst mit Erythrozyten inkubiert und diese nach gründlichem Waschen mit Coombsserum versetzt). Die Antiglobulinreaktion kann auch zur Erfassung von Iso- und manchen Arzneimittelsensibilisierungen eingesetzt werden. Ein Coombs-Test vom „Nicht-Ig-Typ" findet sich relativ häufig bei Arzneimittel- und Kälte-AK-bedingten Erkrankungen (sekundäre Absprengung der AK, während C fester gebunden ist).

c) *Nachweis von kältereaktivierten AK*

Die Erythrozyten müssen bei Körpertemperatur separiert werden. Zur Ermittlung der Temperaturamplitude wird die Agglutination des Erythrozyten-Serum-Gemisches bei 4, 10, 20, 30 und 37 °C beurteilt. Für eine Kälteagglutininkrankheit spricht ein Titer über 1:500 und eine Temperaturamplitude über 15 °C. Meist liegt der Titer zwischen 1:8000 und 1:64000, er kann aber 1:1000000 überschreiten. Die Temperaturamplitude liegt bei den sekundären Formen meist zwischen 20 und 25 °C, bei der chronischen Kälteagglutininkrankheit kann sie an die Körpertemperatur heranreichen. Bei höherer Temperatur wird der AK oft wieder abgesprengt, der „Nicht-Ig"-Coombs-Test bleibt dagegen meist positiv.

d) *Nachweis biphasischer Hämolysine*

Die Bindung erfolgt bei niedriger Temperatur, in der Wärme kommt es dann zur Hämolyse. Die Amplitude der Kältephase erreicht meist nur 10—15 °C (in Ausnahmefällen 25 °C). Die untere Grenze der Hämolyse liegt bei 30—32 °C (in Ausnahmefällen bei 10°). Der Nachweis erfolgt durch Kälteinkubation (10—15°) und anschließender Erwärmung auf etwa 35 °C, wobei sich die Hämolyse zeigt (Abb. 33).

6.2.2.1.2. Leukozyten-Antikörper

Der Nachweis von Leukozyten-AK ist wesentlich komplizierter, als der gegen Erythrozyten. Im Prinzip kommen folgende Methoden in Frage:

a) Leukozytenagglutinationstest: Wegen der häufigen

Spontanagglutinationen sind Aussagen nur zurückhaltend zu machen. Dies gilt auch für den direkten Antiglobulin-Test (s. S. 183).

b) Antiglobulinkonsumption: Sie zeigt ebenfalls häufig unspezifische Reaktionen (durch adsorbierte Ig).

c) Zytotoxizitätstests (s. S. 142): Sie haben sich besonders bei der Erfassung von Lymphozyten-AK bewährt. Nicht jeder AK wirkt jedoch zytotoxisch.

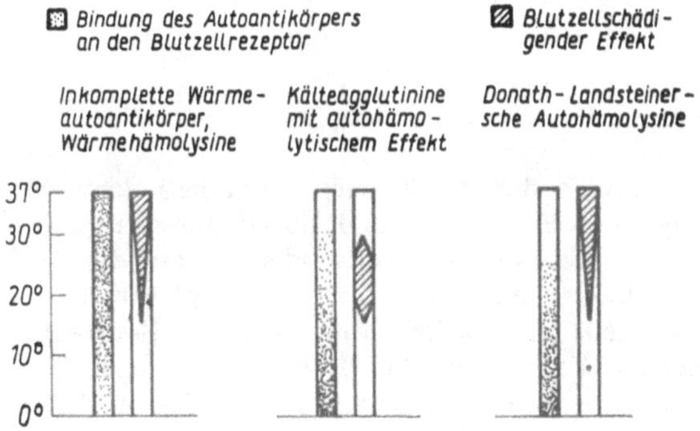

Abb. 33. Wärmeamplitude antierythrozytärer AK (nach SCHUBOTHE)

d) Indirekte IF: Sie ist an Granulozyten ebenfalls durch unspezifische Reaktionen belastet.

Granulozyten-AK: Bei der idiopathischen Immungranulozytopenie ist bisher eine Ursache nicht ersichtlich. Granulozyten-AK können auch bei einer Reihe anderer Erkrankungen auftreten, vor allem beim LEV, aber auch der RA, dem Felty-Syndrom, der Periarteritis nodosa und der chronischen Lymphadenose.

Lymphozyten-AK: Weitaus am häufigsten sind Kälte-AK (15 °C). Sie scheinen vorzugsweise mit T-Lymphozyten (bzw. -Subpopulationen) zu reagieren. Beim M. Hodgkin treten sie in bis zu 90% auf. Gehäuft finden sie sich auch beim LEV (50–70%; z. T. auch gegen B-Zellen gerichtet), RA, Myasthenie (40–70%), Perniziosa u. a. Autoimmunerkrankungen, Virusinfektionen (30 bis 100%; z. B. bei Mumps, infektiöser Mononukleose, Röteln, Influenza und Herpesinfektionen), aber auch bei Rickettsiosen (40%), Mykoplasmosen (80–100%) und Parasitosen (20–30%). Selbst Lebendvakzinen können zu temporärer AK-Bildung führen. Bei Gesunden finden sie sich in 3–4%. Beim LEV und M. Hodgkin kann die Amplitude bis in die Nähe der Körpertemperatur reichen.

6.2.2.1.3. *Thrombozyten-Antikörper*

Der Nachweis dieser AK wirft besondere Schwierigkeiten bei der Separation und durch Interferenz unspezifischer Faktoren auf. Verwendet werden die Antiglobulinreaktion, der Antiglobulinkonsumptionstest, die Thrombozytenagglutination, aber auch die Beurteilung funktioneller Folgen der AK-Einwirkung (Abgabe von ^{14}C-markiertem Serotonin oder Plättchenfaktor 3, verkürzte Lebensdauer). Die Ergebnisse sind jedoch nur bei besonderer Erfahrung reproduzierbar.

Außer bei der idiopathischen Autoimmunthrombozytopenie (M. Werlhof) kommen Thrombozyten-AK bei autoimmunhämolytischer Anämie (Evans-Syndrom), beim LEV und anderen Bindegewebserkrankungen vor. AK können auch zu funktionellen Defekten führen (Autoimmunthrombopathie).

6.2.2.1.4. *Antikörper gegen Gerinnungsfaktoren (Immunkoagulopathien)*

AK gegen Gerinnungsfaktoren sind noch wenig untersucht. Ihr Nachweis ist außerordentlich schwierig. Am empfindlichsten ist die Erfassung entsprechender funktioneller Defekte, dazu gehört aber der Nachweis, daß diese durch AK bedingt sind. Für manche AK ist die indirekte Hämagglutination geeignet. Eine Verbesserung wird von Radioimmuntechniken erwartet. Die bisherigen Kenntnisse sind in der Tab. 29 zusammengefaßt.

Tabelle 29
Immunkoagulopathien

Faktor		Vorkommen	Bemerkungen
I	(Fibrinogen)	selten	vor allem angeborene Afibrinogenämie
II	(Prothrombin)	?	möglicherweise bei LEV
V		selten	z. T. nur transitorisch
VII			noch umstritten
VIII		relativ häufig	echte Auto-AK selten, häufiger nach Substitutionsbehandlung (bis 15%). Nachweis mittels indirekter Hämagglutination. Hemmkörperhämophilie
IX		selten	Hemmkörper-Hämophilie B. Nachweis mittels indirekter Hämagglutination
X		?	vereinzelt bei LEV
XI		?	vereinzelt bei LEV
XII			noch umstritten
XIII		sehr selten	meist tödlich verlaufende Gerinnungsstörung. Auslösung durch INH?

6.2.2.2. *Myokardspezifische Antikörper*

Myokardspezifische AK können mit unterschiedlicher Häufigkeit bei entzündlichen, z. T. aber auch bei ischämischen Herzerkrankungen auftreten (s. Tab. 30). Ihre Heterogenität zeigt sich besonders bei IF-Untersuchung. Sie reagieren mit

— diffus verteiltem, sarkoplasmatischen Ag (D): auch bei degenerativen Erkrankungen, relativ unspezifisch,
— intermyofibrillärem Ag (IMF): gelegentlich auch bei rheumatischem Fieber; Ag auch in Skelettmuskulatur, möglicherweise auch in Thymuszellen vorhanden,

Tabelle 30
Antimyokardiale Antikörper

Erkrankung	KBR	IHA	AGKT[1])	IF	Kreuz-reagierende AK
Floride rheumatische Karditis	50–65%	33%	75–94%	60 (25–97)%	58%
Inaktive Endomyokarditis	30%	17%	14–60%	30 (21–63)%	
Chronisch-ischämische Herzkrankheit	34%			20%[2])	selten
Infarkt		70%	25–60%	30–81%[2])	selten
Zustand nach Infarkt		20–70%		28–31%	–
Postmyokardinfarkt-Syndrom			43%	55%	
Zustand nach Herzoperation		10–17%		63–97%	–
Postkardiotomie-Syndrom		60–100%	73%	82%	
Gesunde	20%	6%	bis 12%	bis 4%	2%

[1]) AGKT = Antiglobulinkonsumptionstest
[2]) vor allem gegen Mitochondrien

- sarkolemmalem/subsarkolemmalem Ag (SSL): vor allem bei rheumatischem Fieber,
- Ag der Querstreifen: vor allem bei rheumatischem Fieber.

Von besonderem Interesse und wahrscheinlich auch pathogenetischer Bedeutung ist die Kreuzreaktion zwischen Myokard-Ag (vor allem SSL) und A-Streptokokken, möglicherweise auch Herzklappenglykoprotein und der Streptokokken-A-Substanz.

6.2.2.3. *Lungenspezifische Antikörper*

AK, die mit Lungengewebe reagieren, wurden bei Tbk (bis 33%), chronischer Bronchitis (bis 20%), Asthma bronchiale (13%), Asbestose (11%), allergischer Alveolitis (11%) und kryptogener fibrosierender Alveolitis (28%) nachgewiesen — meist mittels Antiglobulinkonsumption. Ihre Organspezifität ist umstritten. Ein Teil dieser AK konnte als AK gegen Kollagen identifiziert werden. Pathogene Effekte sind unwahrscheinlich. Basalmembran-AK bei Goodpasture-Syndrom sind nicht als organspezifisch anzusehen.

6.2.2.4. *Antikörper gegen Antigene des Magen-Darm-Kanales*

6.2.2.4.1. *AK gegen Speicheldrüsenantigene*

Sie werden mittels indirekter IF unter Verwendung menschlichen Speicheldrüsengewebes nachgewiesen. Sie reagieren vor allem mit den Ausführungsgängen. Bei M. Sjögren finden sie sich in 53—75%, in 18—35% auch beim LEV, in 22—26% bei RA und in bis zu 10% bei Gesunden (vor allem im höheren Alter).

6.2.2.4.2. Antikörper gegen intrinsic factor

Der intrinsic factor ist ein thermolabiles Mukoprotein (M 60000 D). Die AK reagieren mit unterschiedlichen Determinanten. Zum Teil konkurrieren sie mit Vitamin B_{12} um dessen Bindungsstelle (blockierende AK; Typ I),

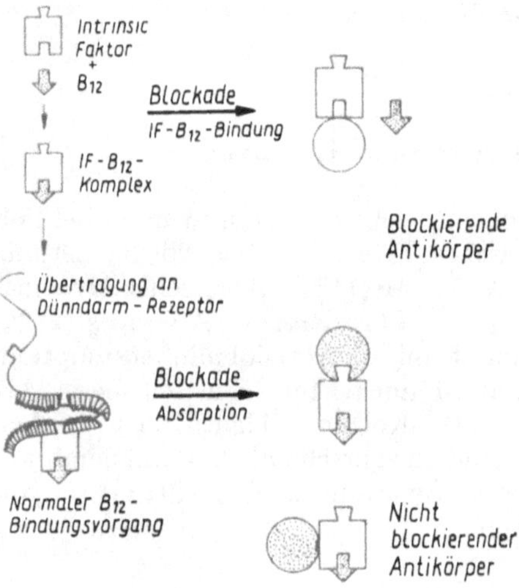

Abb. 34. **Blockierende und komplexbindende AK gegen intrinsic Faktor (nach Hartl)**

z. T. reagieren sie auch mit dem intrinsic-factor-B_{12}-Komplex (komplexbindende AK; Typ II) (Abb. 34). Letztere werden durch Radioimmuntechniken nachgewiesen unter Verwendung markierter B_{12}-intrinsic factor-Komplexe (Farr-Technik, Radioimmundiffusion usw.). Zum Nachweis blockierender AK wird zunächst Patientenserum mit intrinsic factor-haltigem Magensaft inkubiert und anschließend markiertes B 12 zugesetzt. Durch die AK wird die Bindungsfähigkeit im Vergleich zur Kontrolle herabgesetzt. Die AK kommen sowohl im Serum als auch im Magensaft vor. Sie sind recht spezifisch für die Perniziosa (s. Tab. 31). Der Titer kann bis 1:128 reichen. Das Maximum wird wahrscheinlich vor dem atrophischen Endstadium der Gastritis erreicht. Pathogene Effekte der blockierenden AK sind sicher, die der komplexbindenden wahrscheinlich.

6.2.2.4.3. Antikörper gegen Magenschleimhaut

Das Ag konnte in den Belegzellen lokalisiert werden. Es ist nicht spezies-, aber streng organspezifisch. Wahrscheinlich handelt es sich um einen Bestandteil der Mikrosomen. Der Nachweis erfolgt meist mittels IF, für quantitative Untersuchungen wird auch die KBR herangezogen. Vorkommen s. Tab. 31 Korrelationen zu AK gegen den intrinsic factor finden sich nicht. Die AK sind aber bei Perniziosa wesentlich häufiger als bei anderen Formen der Gastritis. Zum Ausmaß der Magenveränderungen bestehen nur lockere Korrelationen. Bei Frauen ist der Nachweis wesentlich häufiger positiv als bei Männern. Mit geringem Titer können sie auch im Magensaft auftreten. Pathogene Effekte sind unwahrscheinlich.

6.2.2.4.4. Antikörper gegen Dickdarmschleimhaut

Der Nachweis dieser AK ist kompliziert, da die Gewebsextrakte bzw. -schnitte meist mit bakteriellen Ag vermischt sind. Bei Verwendung fetalen Kolons konnten mit der KBR bzw. indirekter Hämagglutination bei Colitis ulcerosa in 40–50% solche AK nachgewiesen werden, bei anderen Erkrankungen nur in etwa 6%. Das Antigen ist nicht spezies-spezifisch. Es findet sich in den Becherzellen des Kolons, aber auch im Epithel des Dünndarmes und proliferierender Gallengänge. Von

Tabelle 31

Antikörper gegen intrinsic factor und Belegzellen

Erkrankung	AK gegen intrinsic factor		AK gegen Belegzellen	
	blockierend	komplexbindend	KBR	IF
Perniziosa < 30 J.				über 90%
Perniziosa 30–60 J.	30–60 (–80)%	20–45%	40–75%	75–96%
Perniziosa > 60 J.				etwa 70%
Chronische Gastritis	< 1%	< 1%	20–40%	20–60%
Oberflächen-G.				20%
atrophische G.				44%
Magenatrophie				67%
Magenkarzinom	< 1%	< 1%	< 1%	10%
Ulcus ventriculi	< 1%	< 1%	< 1%	5%
Hashimoto-Thyreoiditis				18%
Hyperthyreose	2%			35%
Hypothyreose	6,5%			43%
M. Addison				30–40%
Diabetes mellitus	4%			28%
Gesunde < 30 J.	1% (< 30 J. bis > 60 J.)			2%
Gesunde 30–60 J.				6–7%
Gesunde > 60 J.				♀ 12 ♂ 19%

besonderer – vielleicht auch pathogenetischer – Bedeutung dürfte die Verwandtschaft mit bakteriellen Lipopolysacchariden (*E. coli* 014) sein.

6.2.2.4.5. *Antikörper gegen Leberantigene*

Die Ansichten gehen noch weit auseinander. KBR bzw. indirekte Hämagglutination sind bei chronisch-aggressiver Hepatitis in 20%, bei chronisch-persistierender in 10%, bei akuter Virushepatitis in 7%, gelegentlich auch bei nicht-entzündlichen Lebererkrankungen positiv. Die Organspezifität wird noch angezweifelt. An ehesten scheint eine solche Sensibilisierung noch bei chronisch-aggressiver Hepatitis zu sein.

6.2.2.4.6. *Antikörper gegen Antigene des exokrinen Pankreas*

Bei Pankreatitiden werden öfters solche AK nachgewiesen. Wahrscheinlich handelt es sich aber um Sekundärphänomene.

6.2.2.5. *Antikörper bei endokrinen Erkrankungen*

6.2.2.5.1. *Antikörper gegen Schilddrüsenantigene* (s. Tab. 32)

a) Thyreoglobulin

Das Molekül enthält ca. 50 verschiedene Determinanten, von denen wahrscheinlich 6 zum Autoantigen werden können. Es findet sich auch normalerweise in geringen Mengen in der Zirkulation (low zone-Toleranz). Die Mechanismen, die zur Autosensibilisierung führen, sind noch unbekannt. Pathogene Effekte könnten sich am

Tabelle 32

Vorkommen von Schilddrüsen-Antikörpern

Krankheitsbild		Thyreoglobulin-AK (IHA) 1:10	Thyreoglobulin-AK (IHA) 1:1000	antimikrosomale AK (IF)	AK gegen 2. Antigen	LATS
Hashimoto-Thyreoiditis	fibrös	90–100% } 80%	40% } 25%	60–70% } 80% }	30%	selten
	oxyphil	60%	10%	90%		
Hyperthyreose		65 (50–80)%	10 (5–25)%	80%		40–60%
Myxödem		50 (–60)%	0 (–20)%	40%		0%
Granulomatöse Thyreoiditis		50%	0%	40%		0%
Knotenkropf (nicht-toxisch)		(30–) 50%	0%	40%		0%
Schilddrüsenkarzinom		20%	0 (–6)%	20%		0%
Gesunde Jugendliche	männlich	} 0%	0%	0%	0% }	0%
	weiblich			0%	0%	
60jährige	männlich	} 20%	0 (–10)%	5%	10% }	0%
	weiblich			13%	11%	

chesten über Immunkomplexreaktionen (s. S. 72) entwickeln. Der Nachweis kann erfolgen mittels

- Präzipitationen: nur bei sehr hohem Titer positiv (IHA über 1:500, Bindungskapazität über 1,5 mg/ml).
- Trägeragglutination: sehr verbreitet und empfindlich. Titer kann bis zu 1:50000 reichen — ohne Korrelation zur klinischen Aktivität. Bei Gesunden Titer selten über 1:10.
- KBR.
- IF: die AK lokalisieren fleckig im Bereich der kolloidhaltigen Follikel
- Radioimmuntechniken: Bindung des AK an markiertes Thyreoglobulin und Fällung der Komplexe mit Antiglobulin oder Ammoniumsulfat. Die normale Bindungskapazität von 0,005 mg/ml kann u. U. 5 mg/ml erreichen.

Wegen der Spezies-Spezifität ist die Verwendung menschlichen Thyreoglobulins erforderlich. Zum Vorkommen der AK vgl. Tab. 32. Bei manchen Schilddrüsenerkrankungen kommt es auch zu einer Vermehrung der thyreoglobulin-bindenden (B-)Lymphozyten von 0,2—0,9/10000 Zellen z. T. auf Werte bis 25/10000.

b) Zweites Kolloidantigen

Es ist noch nicht näher identifiziert (Thyralbumin, Enzym). Die IF führt zu einer diffusen Anfärbung des Kolloids von äthanolfixierten Schilddrüsenschnitten. Vorkommen s. Tab. 32. Die Existenz weiterer AK gegen Kolloidantigene ist wahrscheinlich.

c) Mikrosomales Antigen

Es findet sich vor allem im apikalen Bereich der Schilddrüsenepithelien, besonders reichlich bei Hyperthyreose. Es ist organ- und spezies-spezifisch; lediglich mit Primaten finden sich Kreuzreaktionen. Die indirekte IF unfixierter Schnitte zeigt eine kräftige Anfärbung des Zytoplasmas. Zur Sicherung der Organspezifität sind Kontrollschnitte aus anderen Organen (z. B. Niere) erforderlich (DD antimikrosomale und antimitochondriale AK). Vorkommen s. Tab. 32.

d) Membranantigen

AK gegen Membranantigene der Follikelepithelien finden sich häufig bei Hashimoto-Thyreoiditis. Das Ag ist bisher noch nicht identifiziert. Unter C-Aktivierung wirken die AK in der Gewebskultur zytotoxisch.

e) LATS und LATS-Protektor

Beim LATS handelt es sich um einen AK, der zu einer lang-anhaltenden Stimulation der Schilddrüse führt (long acting thyroid stimulator). Der Nachweis erfolgt im biologischen Test nach McKenzie (Stimulation der ^{131}J-Aufnahme von Mäuseschilddrüsen nach Injektion LATS-haltigen Serums) oder Edmonds (Stimulation einer Schilddrüsenzellkultur) (s. Abb. 19). Bei Hyperthyreose wird LATS in 40–60% (nach Einengung bis 80%) nachweisbar. Die höchsten Titer finden sich bei malignem Exophthalmus. LATS und TSH wirken wahrscheinlich über denselben Rezeptor. Ein mit dem LATS konkurrierender AK (LATS-Protektor) ist human-spezifisch. Er findet sich bei Hyperthyreose sogar in 90% und ist möglicherweise der pathogenetisch entscheidende AK.

6.2.2.5.2. Antikörper gegen Nebennierenantigene

Ihr Nachweis kann mittels KBR und IF erfolgen. Das Ag ist in der Mikrosomenfraktion lokalisiert, vor allem in der Z. glomerulosa. Bei idiopathischer Nebenniereninsuffizienz sind sie in 50–75% vorhanden, bei Kombination mit anderen Autoimmunerkrankungen in bis zu 90%, bei Gesunden in etwa 1%. Der Titer überschreitet bei der IF selten 1:64. Der AK-Nachweis spricht gegen eine tuberkulöse Ätiologie. In den Endstadien der Autoimmun-Adrenalitis sinkt der Titer wieder ab. In etwa 10% finden sich auch AK gegen andere steroidproduzierende Zellen (Nebenniere, Leydigsche Zellen, Corpus luteum, Trophoblastzellen). In der Regel binden sie sich stärker in der Z. fasciculata und reticularis.

6.2.2.5.3. *Antikörper gegen Pankreasantigene*

Inselzell-AK finden sich vor allem bei jugendlichen insulinbedürftigen Diabetikern (bis 50%; Autoimmuninsulitis). Der Nachweis erfolgt mit unfixierten Pankreasschnitten oder isolierten bzw. kultivierten Inselzellen. Sie können sowohl mit A- als auch mit B-Zellen reagieren. Der Titer liegt meist zwischen 1:10 und 1:40. Insulin-AK finden sich vor allem bei insulinbehandelten Diabetikern (Hetero-AK). AK gegen menschliches Insulin scheinen sehr selten zu sein. Vereinzelt konnten Insulinresistenzen auch auf AK gegen Insulinrezeptoren zurückgeführt werden. Beim klassischen Altersdiabetes sind Autoimmunphänomene relativ selten.

6.2.2.5.4. *Antikörper gegen Nebenschilddrüsenantigene*

Mittels KBR und IF konnten bei idiopathischem Hypoparathyreoidismus in 30—40% AK nachgewiesen werden, in 25% auch bei Nebenniereninsuffizienz, in 12% bei Hashimoto-Thyreoiditis und in 6% bei Gesunden. Das Ag ist nicht identisch mit dem Parathormon.

6.2.2.5.5. *Antikörper gegen sonstige endokrine Organe*

In kleineren Serien bzw. Einzelfällen konnten AK gegen Keimdrüsen und Hypophyse bzw. die dort produzierten Hormone nachgewiesen werden. Verallgemeinerungen erlauben sie jedoch noch nicht.

6.2.2.6. *Nierenspezifische Antikörper*

Der Nachweis nierenspezifischer AK ist mittels Agargelpräzipitation (selten) und RIA (Basalmembran-Ag) möglich. Am elegantesten ist jedoch die indirekte IF.

Charakteristisch ist die lineare Ablagerung entlang der tubulären Basalmembran (s. Abb. 35). Besonders typisch ist dies für das Goodpasture-Syndrom. Sie findet sich jedoch auch in ca. 50% bei perakuter Glomerulonephritis, gelegentlich bei membranöser Glomerulone-

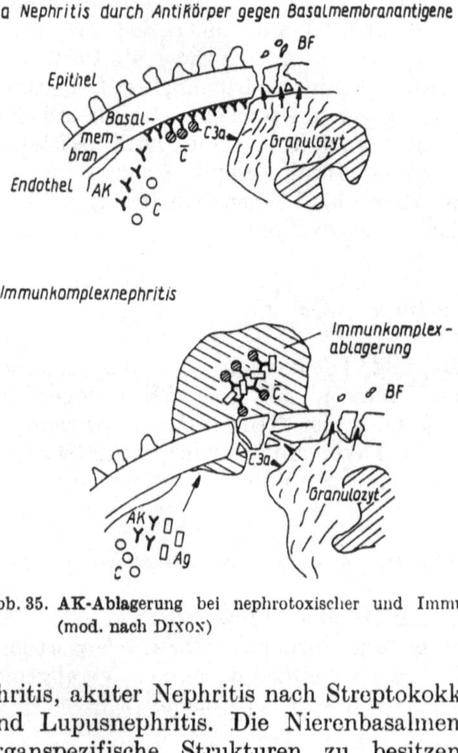

Abb. 35. **AK-Ablagerung** bei nephrotoxischer und Immunkomplexnephritis (mod. nach DIXON)

phritis, akuter Nephritis nach Streptokokkeninfektionen und Lupusnephritis. Die Nierenbasalmembran scheint organspezifische Strukturen zu besitzen, wenngleich Kreuzreaktionen mit anderen Basalmembranen (vor allem der Lunge) möglich sind (Goodpasture-Syndrom). Wesentlich häufiger findet sich bei Glomerulonephritis die für Immunkomplexe typische granuläre Ablagerung entlang der Basalmembran.

6.2.2.7. *Spermien-Antikörper*

Der Nachweis kann erfolgen mittels

- Agglutinationreaktionen mit makroskopischer (KIBRICK) oder mikroskopischer (FRANKLIN-DUKES) Beurteilung. Positiv sind Titer über 1:16.
- Immobilisationstest nach ISOJIMA.
- Zytotoxizitätstest (Farbstoffexklusionsverfahren s. S. 142).
- Immunfluoreszenz. Positiv sind Titer über 1:10.

Die verantwortlichen Ag sind nur z. T. spermienspezifisch, z. T. werden sie erst in den ableitenden Samenwegen an die Oberfläche gebunden (SCA, spermatozoa coating antigens). Bei Infertilität des Mannes können AK mit unterschiedlicher Häufigkeit nachgewiesen werden (3–35%) – je nach klinischem Befund und angewandter Methode. Bei infertilen Frauen finden sich die AK sogar noch etwas häufiger (8,5–40%). Streng genommen handelt es sich bei ihnen nicht um Autoantikörper, doch fanden sich bisher keine Hinweise dafür, daß H-Unterschiede eine Rolle spielen.

6.2.2.8. *Antikörper gegen Antigene des ZNS*

Im Tierexperiment konnte die besondere Bedeutung des myelinbasischen Protein gesichert werden. Von ähnlich eindeutigen Aussagen ist man in der Klinik noch weit entfernt. Bei der MS konnten mittels KBR während akuter Schübe in 30–40 (–60)% AK gegen Hirngewebe nachgewiesen werden (gegenüber 3–7% bei Gesunden). In etwa $^2/_3$ der Fälle fanden sich Faktoren, die in der Zellkultur myelino- bzw. gliotoxisch wirken. Die Angaben sind aber noch sehr widersprüchlich.

Tabelle 33
Nachweis zellgebundener Immunphänomene

Antigen	Krankheit	Häufigkeit	Bemerkungen
Mitochondrien	primäre biliäre Zirrhose	20–60%	positiv auch bei Hashimoto-Thyreoiditis, Gastritis, Diabetes, M. Addison und chronisch-ischämischer Herzerkrankung
Kollagen	Rheumatoidarthritis	20–30%	
Proteoglykane	Rheumatoidarthritis	20–30%	noch häufiger bei Polychondritis
IgG	Rheumatoidarthritis	30–55%	
DNS	Lupus erythematodes visceralis (LEV)	20–75%	
Myokard	entzündliche (rheumatische) Herzerkrankungen	sehr unterschiedlich, meist unter 20%	Ag noch unbekannt
Belegzellen des Magens	Perniziosa, chronische Gastritis	bis 40%	
Intrinsic factor	Perniziosa	bis 85%	
Leber	chronisch-aggressive Hepatitis	70–92%	
	primäre biliäre Zirrhose	42–55%	wahrscheinlich mitochondriales Ag
	akute Hepatitis	13%	
	chronisch-persistierende Hepatitis	11%	
	Gesunde	unter 4%	
Schilddrüse	Thyreoiditis	20–70%	Ag noch unbekannt (Thyreoglobulin? Mikrosomen?); bei zellreicher Form häufiger als bei fibröser
Nebenniere	idiopathischer M. Addison	30–84%	

Pankreas	juveniler Diabetes	20–40%	Inselzellen, z. T. auch Insulin
	Pankreatitis	10–50%	exokrine Pankreasanteile
Quergestreifte Muskulatur	Dermatomyositis	40–95%	gewisse Beziehungen zur Aktivität
	Myasthenia gravis	40–63%	Myosin als Ag?
(Azetylcholinrezeptoren)	Myasthenia gravis	40–65%	sehr spezifisch, Beziehungen zum klinischen Befund
ZNS-Gewebe	Multiple Sklerose	vereinzelt	
Peripheres Nervengewebe	idiopathische Polyneuritis	25–75%	gewisse Beziehungen zum Schweregrad
„Thymusantigen“	Myasthenia gravis	16–52%	angeblich recht spezifisch

6.2.2.9. *Antikörper gegen quergestreifte Muskulatur*

Sie werden vor allem bei Myasthenia gravis gefunden.

a) AK gegen die quergestreifte Muskulatur selbst mit einem Titer über 1:60 (indirekte IF) treten praktisch nur bei der Myasthenie auf, allerdings nur in 30—40%. Sie scheinen heterogen zu sein. Ein Teil von ihnen zeigt Kreuzreaktionen mit Herzmuskulatur und den myoepithelialen Zellen des Thymus. Das Ag scheint vor allem in den lateralen Abschnitten der A-Banden lokalisiert zu sein (Myosin?), seltener in den I-Banden (Aktin bzw. Tropomyosin?). Etwas seltener sind KBR und indirekte Hämagglutination positiv. Bei Gesunden finden sich diese AK in weniger als 1%, bei Thymomen ohne Myasthenie in etwa 20%.

b) AK gegen Azetylcholinrezeptoren wurden erst in neuester Zeit nachgewiesen. Sie scheinen von Bedeutung für den neuromuskulären Defekt zu sein und finden sich in bis zu 85%.

6.2.2.10. *Antikörper gegen Hautantigene*

Wenig definierte AK gegen Hautbestandteile wurden bei Ekzem, Verbrennungen und verschiedenen Dermatitiden nachgewiesen. Sie haben weder diagnostische noch pathogenetische Bedeutung. Anders ist die Situation bei bullösen Hauterkrankungen, bei denen sehr unterschiedliche Autosensibilisierungen nachgewiesen werden konnten.

a) AK gegen die Interzellularsubstanz: Sie sind recht spezifisch für den Pemphigus. Sie werden mittels (direkter, wie auch indirekter) IF erfaßt. Zirkulierende AK finden sich in mehr als 80% (Titer über 1:10, in Ausnahmefällen bis 1:640). Der Titer geht der Aktivität und Ausdehnung der Erkrankung parallel. Beim ICS-Antigen (Interzellularsubstanz-Ag) handelt es sich um ein organ-, nicht aber spezies-spezifisches Protein. Zum Nachweis wird frisch gewonnenes, tiefgefrorenes Material verwendet (Ösophagusschleimhaut). Gelegentlich werden ähnliche AK beim Lyell-Syndrom, bullösen Toxikodermien, Verbrennungen (transitorisch) und Myasthenie (in 12%, auch ohne Hautveränderungen) nachweisbar.

b) AK gegen Basalmembranen: Sie werden mittels direkter oder indirekter IF nachgewiesen und lokalisieren sich entlang der subepidermalen Basalmembran. Sie sind recht spezifisch für den Parapemphigus (Pemphigoid), bei dem sie in 50% (während akuter Schübe bis 80%) nachweisbar werden. Der Titer zeigt nur lockere Korrelationen zum klinischen Bild und kann bis 1:200 ansteigen. Mit niedrigerem Titer finden sie sich gelegentlich beim Lyell-Syndrom und Arsen-Toxikodermie.

6.2.3. Zelluläre Immunphänomene

Zellgebundene Sensibilisierungen rücken zunehmend in den Mittelpunkt pathogenetischer Vorstellungen. Nach tierexperimentellen wie auch klinischen Untersuchungen ist dies vollauf berechtigt. Dennoch hat ihr Nachweis noch nicht annähernd die praktische Bedeutung erlangt wie die Identifikation humoraler Phänomene. In erster Linie ist dies Ausdruck der noch sehr aufwendigen und nicht immer in wünschenswertem Maße reproduzierbaren Methoden. Ein Überblick über den aktuellen Stand vermittelt die Tab. 33.

7. Immundefekte

Als Immundefekte bezeichnet man Störungen des normalen Ablaufes der Immunreaktion, die auf dem Fehlen einzelner Komponenten bzw. der Beeinträchtigung einzelner Schritte beruhen. Sie sind abzugrenzen von der antigenspezifischen Immuntoleranz. Primäre

Immundefekte bzw. Immundefektkrankheiten haben wesentlich zur Erweiterung unserer Kenntnis von den Mechanismen der Immunreaktion beigetragen. Sie sind aber relativ seltene Vorkommnisse. In zunehmendem Maße zeichnet sich dagegen die Bedeutung abortiver Verlaufsformen bzw. sekundärer Defekte ab.

Zum besseren Verständnis sei die normale Entwicklung des Immunsystems kurz skizziert (s. Abb. 36). Die Stammzelle entwickelt sich aus einer Vorläuferzelle, die auch Ausgangspunkt der anderen Blutzellen ist. Die aus der immunologischen Stammzelle entstehenden Lymphozyten gelangen entweder unter den Einfluß des Thymus und

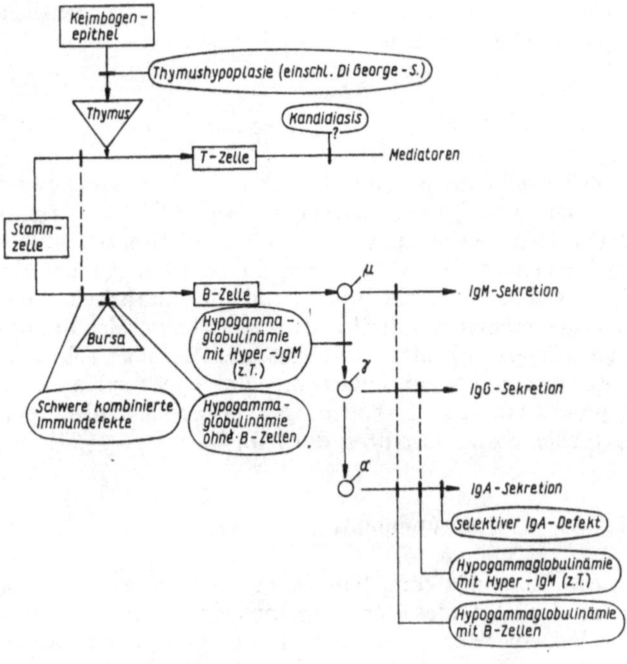

Abb. 36. Entwicklung der Immunzellen und Lokalisation der wichtigsten Immundefekte

reifen zur T-Zelle heran oder entwickeln sich unter dem Einfluß eines noch hypothetischen Äquivalentes der Bursa Fabricii der Vögel (lymphatisches Gewebe des Magen-Darm-Kanales; Knochenmark) zu B-Zellen. In einer antigenunabhängigen Phase reift die primitive B-

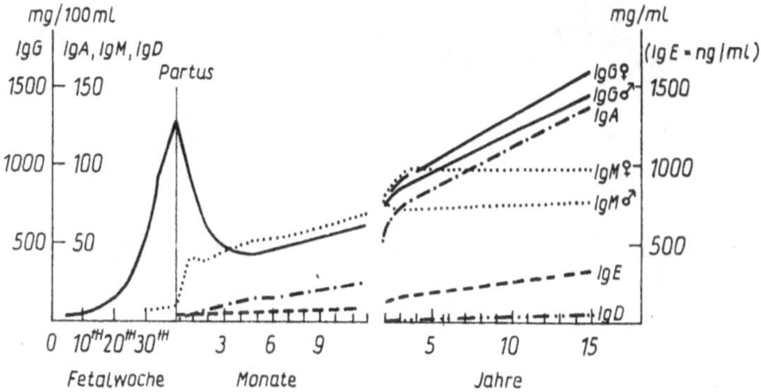

Abb. 37. Altersabhängigkeit des Immunglobulinspiegels

Zelle von einer μ-Ketten und δ-Ketten (= primäre Antigenreseptoren?) tragenden B-Zelle zu einer γ-Ketten tragenden. Noch umstritten ist, ob sich die α-Ketten tragende aus der γ-B-Zelle entwickelt. Völlig ungeklärt ist die Einordnung der ε-B-Zellen. In einer zweiten antigenabhängigen Phase entwickelt sich aus der Ig-Determinanten tragenden Zelle nach klonaler Vermehrung die Ig-produzierende Plasmazelle.

In der Fetalperiode kommt es normalerweise nur zu einer geringfügigen AK-Produktion (ausschließlich IgM) — sofern nicht eine Infektion mit entsprechend massiver Antigenstimulation vorliegt. Ansonsten stammen die AK des Feten im wesentlichen von der Mutter (IgG). Nach der Trennung von der Mutter wird das mütterliche IgG zunehmend abgebaut, während die eigene Produktion in Gang kommt. Daraus resultiert ein allmähliches Ab-

Tabelle 34

Primäre Immundefekte (nach COOPER und Mitarb., WHO-Memorandum)

	vermuteter zellulärer Defekt			Stammzelle	Vererbungsmodus		sonstige Mechanismen
	B-Lymphozyten		T-Lymphozyten		geschlechtsgebunden	autosomal rezessiv	
	(a)	(b)					
Geschlechtsgebundene A-γ-Globulinämie	+	(+)			+		
Thymushypoplasie			+				+
Schwere kombinierte Immundefekte	+	+	+	(+)	+	+	+
mit Dysostosis	+	?	+			+	
mit Adenosindesaminasedefekt	+		+			+	
Immundefekt mit allgemeiner hämatopoetischer Hypoplasie	+		+	+		+	
Selektive Ig-Defekte							
IgA	?	+	(+)				+
Sonstige (IgM, IgE)		?					+
Geschlechtsgebundener Immundefekt mit IgM-Vermehrung		+			+		
Ataxia teleangiectatica		+	+			+	
Wiskott-Aldrich-Syndrom			+		+		
Immundefekte mit Thymomen		+	+	?			+
Immundefekte mit Normo- oder Hyper-γ-Globulinämie	+	+	(+)				+
Vorübergehende Hypo-γ-Globulinämie des Kindesalters		+					+
Sonstige (variable) Immundefekte	+	+	(+)			(+)	+

(a) = verringert bzw. fehlend (b) = vorhanden bzw. vermehrt

sinken der Ig-Konzentration von 1250 mg% auf 300–500 mg%. In unterschiedlichen Zeiträumen werden die Werte der Erwachsenen erreicht (IgM 1.–2. Jahr; IgG 7.–9. Jahr; IgA 9.–12. Jahr; IgE 10.–15. Jahr) (s. Abb. 37). Die Fähigkeit zur zellgebundenen Sensibilisierung ist dagegen bereits zum Zeitpunkt der Geburt voll entwickelt.

Die außerordentliche Vielfalt der immunologischen, klinischen und morphologischen Befunde bei Immundefekten hat zu einer Vielzahl von Klassifikationsversuchen geführt. Ein erster einheitlicher Vorschlag wurde auf Empfehlung der WHO erarbeitet (Tab. 34). Die Gruppe der variablen Immundefekte umfaßt alle Syndrome, die bisher noch nicht eindeutig zuzuordnen sind.

7.1. *Häufigkeit*

Primäre Immundefekte sind relativ selten. Bei Anlegung strenger Kriterien wurde – abgesehen von IgA-Defekten – eine Inzidenz zwischen 1:100000 (Durchschnittsbevölkerung) und 3:1000 (Krankenhauspatienten) ermittelt. Humorale Defekte machten 50–75%, zelluläre 5–10% und kombinierte 10–25% aus. Sekundäre Defekte sind ungleich häufiger.

7.2. *Formen*

7.2.1. *Primäre Immundefekte*

Als primäre Immundefekte werden jene Formen zusammengefaßt, die angeboren sind oder sich auf Grund angeborener Defekte entwickeln. Die Pathogenese ist uneinheitlich. Neben genetisch fixierten Defekten dürften auch intrauterine Schädigungen (Virusinfektionen z. B.

Röteln; toxische Einwirkungen; Graft-versus-host-Reaktion mütterlicher Immunzellen u. a. m.) eine Rolle spielen.

7.2.1.1. *Antikörpermangelsyndrome; Agammaglobulinämie bzw. Hypogammaglobulinämie*

Der Defekt kann alle Ig-Klassen einbeziehen oder nur einzelne betreffen. Durch empfindliche Methoden können in der Regel doch Spuren nachgewiesen werden, so daß die Bezeichnung Hypogammaglobulinämie zutreffender ist.

7.2.1.1.1. *Hypogammaglobulinämie infolge gesteigerten Abbaues*

a) Familiäre, idiopathische hyperkatabole Hypoproteinämie (WALDMANN): Sie ist sehr selten. IgG und Albumin sind verringert, IgM dagegen unauffällig oder gering vermehrt.

b) Dystrophia myotonica: Dominant vererbte progressive Muskeldystrophie, die mit einem IgG-Mangel infolge erheblich gesteigerten Abbaues einhergeht. Die Ursache ist noch ungeklärt.

7.2.1.1.2. *Hypogammaglobulinämien infolge Synthesestörungen*

Man unterscheidet Hypogammaglobulinämien, die alle Ig-Klassen erfassen, und Dysgammaglobulinämien mit isolierten Defekten. Man kann ferner unterscheiden:

– Fehlen typischer B-Zellen (etwa $^1/_3$ der Fälle), sei es, daß sie völlig fehlen oder nur die typischen B-Zell-Merkmale nicht vorhanden sind.

- B-Zellen sind vorhanden aber funktionell defekt und können sich vor allem nicht in Ig-sezernierende Plasmazellen umwandeln.

Die Defekte müssen nicht in den Zellen selbst liegen, sie können auch von fehlenden Helfer- oder abnormen Suppressor-Effekten („infektiöse Hypogammaglobulinämie") ausgehen. Zirkulierende Inhibitoren wurden ebenfalls nachgewiesen.

a) Die geschlechtsgebundene Hypogammaglobulinämie (Bruton) wird geschlechtsgebunden-rezessiv vererbt und tritt deshalb nur bei Jungen auf. Die γ-Globulinkonzentration liegt unter 100 mg%, z. T. sogar unter 10 mg%. Alle Ig-Klassen sind betroffen, am stärksten IgG. B-Zellen fehlen weitgehend. Klinische Erscheinungen machen sich meist vom 2. Lebensjahr an bemerkbar.

b) Die nicht-geschlechtsgebundene Hypogammaglobulinämie unterscheidet sich nur durch den Erbgang.

c) Beim spätmanifesten hypogammaglobulinämischen Antikörpermangelsyndrom (Wollheim) entwickelt sich auf autosomal-rezessiver Basis im Alter über 40 Jahren eine progrediente Hypogammaglobulinämie. Auch bei manchen anderen im späteren Alter auftretenden („erworbenen") Hypogammaglobulinämien wiesen eingehendere Untersuchungen gehäuft analoge Veränderungen oder andere immunologische Besonderheiten in der Verwandtschaft nach.

d) Hypogammaglobulinämie mit lymphatischer Hyperplasie:

Als eigenes Syndrom werden abgegrenzt:

- Hypogammaglobulinämie mit follikulärer Hyperplasie des Dünndarmes: Klinisch steht ein sprueähnliches Syndrom im Vordergrund. IgA und IgM fehlen weitgehend, IgG ist stark verringert. Nicht selten entwickeln sich Malignome des Magen-Darm-Kanals.
- Hypogammaglobulinämie mit benignem follikulärem Lymphoblastom: Die Hyperplasie ist vor allem in

Lymphknoten und Milz lokalisiert. Die Keimzentren sind erheblich vergrößert, die thymusabhängigen Bereiche unauffällig.

e) Isolierte IgG-Defekte sind relativ häufig. Sie können alle oder einzelne Subklassen betreffen.

f) Isolierter IgA-Defekt ist der häufigste primäre Immundefekt (bis 0,2% der Durchschnittsbevölkerung). Meist geht er ohne klinische Erscheinungen einher, da offensichtlich ausreichende Kompensationsmöglichkeiten vorhanden sind. Eine gewisse Häufung von Allergien und Autoimmunkrankheiten wird mit der gesteigerten Antigenresorption erklärt. In Einzelfällen konnte der IgA-Mangel auf eine Autosensibilisierung (Anti-IgA) zurückgeführt werden. Nur ein Teil der Fälle ist genetisch fixiert (autosomal-rezessiv bzw. -dominant). Ein Mangel an sekretorischem IgA kann auch aus einer Beeinträchtigung der Synthese des Sekretionsstückes resultieren, welches Voraussetzung dafür ist, daß das IgA an die Schleimhautoberfläche gelangt.

g) Isolierter IgM-Mangel ist sehr selten und wahrscheinlich genetisch fixiert. Die Betroffenen zeigten eine Anfälligkeit für Bakterien- und Virusinfekte.

h) Isolierter IgE-Mangel ist in der Regel ohne klinische Relevanz. Nur bei Kombination mit IgA-Defekt macht sich eine Infektanfälligkeit bemerkbar.

i) IgA-Mangel mit IgM-Vermehrung (Immundefekt mit Hyper-IgM-ämie) kann angeboren und erworben auftreten (u. a. nach intrauteriner Rötelninfektion). Die Pathogenese ist uneinheitlich. Neben zentralen Defekten scheint auch die Beeinträchtigung der Synthese von Teilen des IgG-Moleküles eine Rolle zu spielen. Die IgM-Vermehrung wird mit dem fehlenden Rückkopplungseffekt des IgG auf die IgM-Synthese erklärt.

j) IgG- und IgA-Mangel mit IgM-Vermehrung scheint als eigenes Syndrom geschlechtsgebunden-rezessiv aufzutreten, nicht selten kombiniert mit Hämozytopenien.

k) Bei der Giedion-Scheidegger-Anomalie fehlen IgA und IgM praktisch vollständig, während die IgG-Konzentration annähernd normal ist. Nur ein Teil der Betroffenen zeigt eine Infektanfälligkeit. Die Lymphknotenhistologie ist uneinheitlich.

Weitere Kombinationen von Ig-Defekten sind möglich und z. T. auch beschrieben. Ihre Eigenständigkeit ist jedoch nicht gesichert.

7.2.1.2. *Zelluläre Immundefekte*

Sie sind ebenfalls sehr heterogen. Neben quantitativen Veränderungen spielen Funktionsstörungen der T-Lymphozyten eine wesentliche Rolle. Sie reichen von einer allgemein verringerten Stimulierbarkeit über die Beeinträchtigung der Transformation bis zu Störungen der Freisetzung von Lymphokinen und anderer Effektormechanismen. Die alleinige Ermittlung der T-Zell-Zahlen ist deshalb unzureichend. Wegen der Regulatorfunktion der T-Zellen sind kombinierte Defekte wesentlich häufiger als rein zelluläre. Der Thymus zeigt bei den primären Defekten meist mehr oder weniger ausgeprägte Veränderungen. Das tierexperimentelle Analogon des zellulären Defektes ist ein durch Mutation entstandener Mäusestamm, der durch einen Thymusdefekt und fehlenden Haarwuchs gekennzeichnet ist („nackte Mäuse").

7.2.1.2.1. *Alymphozytose (Nezelof)*

Sie ist sehr selten und wird wahrscheinlich autosomal-rezessiv vererbt. Meist besteht eine hochgradige Lymphopenie. Im Thymus fehlen Lymphozyten nahezu vollständig, Rinde und Mark sind kaum abzugrenzen. Hassalsche Körperchen sind nicht vorhanden. In den Lymphknoten sind die thymusabhängigen, parakortikalen Bezirke hypoplastisch, die Keimzentren dagegen normal entwickelt.

7.2.1.2.2. *Angeborene Thymusaplasie (Di George-Syndrom)*

Ursache ist eine Hemmungsmißbildung im Bereich des 3. und 4. Kiemenbogens, die oft auch die Epithelkörperchen einbezieht. Nicht selten finden sich weitere Mißbildungen. Ursache ist eine intrauterine Schädigung. Der günstige Effekt von Thymustransplantationen spricht dafür, daß mehr ein funktioneller Defekt als eine tiefgreifende Störung der T-Lymphozyten vorliegt.

7.2.1.2.3. *Immundefekte bei Knorpel-Haar-Dysplasie*

Neben dem T-Zell-Defekt finden sich Zwergwuchs durch abnorm kurze Extremitäten und auffallend dünnes, nichtpigmentiertes Haar.

7.2.1.2.4. *Intermittierende Lymphopenie mit Lymphozytotoxinen (Immunologische Amnesie)*

Die Genese dieses relativ seltenen Krankheitsbildes ist unklar. Die Unfähigkeit zur Entwicklung von Sekundärreaktionen (immunologisches Gedächtnis) wird wahrscheinlich autosomal-rezessiv vererbt. Die Rolle der Lymphozytenantikörper ist unklar.

7.2.1.3. *Kombinierte Defekte*

In der Regel sind sie Ausdruck eines zentralen immunologischen Versagens. Dem können sehr unterschiedliche und nur z. T. bekannte pathogenetische Mechanismen zugrunde liegen. Der Thymus zeigt meist erhebliche Veränderungen oder fehlt vollständig. Die peripheren lymphatischen Organe, wie auch das Blut, sind arm an Lymphozyten. Die vorhandenen zeigen mehr oder weniger ausgeprägte Funktionsstörungen. Der klinische Schweregrad kann von diskreter Infektanfälligkeit bis zur Lebensunfähigkeit reichen.

7.2.1.3.1. Schwerer kombinierter Immundefekt (severe combined immunodeficiency; SCID)

Da diese Form erstmals von Schweizer Autoren eingehender untersucht wurde, wird sie gelegentlich auch als Schweizer Form der Hypogammaglobulinämie bezeichnet. Weitere Synonyma sind: Thymus-Alymphoplasie und lymphopenische Agammaglobulinämie. Die wenigen vorhandenen Lymphozyten zeigen erhebliche Funktionsdefekte. Die IgG-Konzentration ist extrem niedrig. Der Thymus ist fibrotisch umgewandelt und besteht im wesentlichen aus retikulären Zellen. Auch in Lymphknoten und Milz ist das lymphatische Parenchym extrem verringert. Die Erkrankung manifestiert sich etwa um den 3. Lebensmonat. Die Lebenserwartung liegt im Mittel bei 7 Monaten. Nach dem Vererbungsmodus unterscheidet man

a) eine autosomal-rezessive Form
b) eine geschlechtsgebunden-rezessive Form
c) eine sporadische Form

7.2.1.3.2. Ataxia teleangiectatica (Louis-Bar-Syndrom)

Dieses relativ seltene Leiden ist charakterisiert durch zerebellare Ataxie, Demenz, okuläre und kutane Teleangiektasien und die durch den kombinierten Immundefekt bedingte Infektanfälligkeit. Die Manifestation erfolgt erst zwischen dem 5. und 15. Lebensjahr. Der Immundefekt verstärkt sich im Laufe des Lebens (zunehmende Erschöpfung?). Die Lymphozytenzahlen sind z. T. nur mäßig verringert (zeigen aber Funktionsdefekte). Unter den Ig fallen vor allem extrem niedrige

IgA- und IgE-Konzentrationen auf. Mit dem IgA-Mangel (u. a. durch Anti-IgA-AK bedingt) soll die Häufung von Autoimmunphänomenen im Zusammenhang stehen. IgM tritt oft in der 7S-Form auf. Der Thymus fehlt vollständig oder zeigt ein unreifes Aussehen. Nicht selten entwickeln sich im weiteren Verlauf Lymphome. Die Vererbung erfolgt autosomal-rezessiv.

7.2.1.3.3. *Wiskott-Aldrich-Syndrom*

Das Syndrom besteht aus der Trias: Ekzem, Thrombozytopenie und Infektanfälligkeit. Im weiteren Verlauf entwickeln sich oft maligne Lymphome. Das 10. Lebensjahr wird selten überschritten. Unter den Ig ist vor allem IgM verringert, IgE dagegen erheblich vermehrt. Der Thymus ist meist unauffällig. In Milz und Lymphknoten sind dagegen die Lymphozyten spärlich. Die Retikulumzellen zeigen eine fortschreitende Hyperplasie. Es wird geschlechtsgebunden-rezessiv vererbt. Nach neueren Vorstellungen soll ein Makrophagendefekt in der Verarbeitung polysaccharidhaltiger Antigene eine entscheidende Rolle spielen. Er erklärt wohl die IgM-Verringerung, nicht aber den Defekt der zellgebundenen Sensibilisierung. Eine andere Deutung nimmt eine abnorme Bereitschaft zur Toleranzentwicklung an.

7.2.1.3.4. *Immundefekte mit Thymomen*

Die Lymphozytenzahlen sind meist normal, die Zellen zeigen jedoch erhebliche funktionelle Defekte. Die Thymome können dem Immundefekt klinisch vorausgehen. Histologisch handelt es sich um „Stromaepitheliome" aus spindelförmigen, wirbelähnlich angeordneten epithelialen Zellen. Ihre Stellung ist unklar (primäre Ursache mit Produktion unwirksamer Thymushormone oder sekundäre Entwicklung auf Grund der gestörten immunologischen Homoiostase?).

7.2.1.3.5. *Lymphozytophthise mit Dysgammaglobulinämie (Breton)*

Typisch für dieses seltene Syndrom soll sein, daß unter den Ig nur IgA und IgM verringert sind.

7.2.1.3.6. *Kombinierter Immundefekt mit Fehlen von Adenosindesaminase (ADA)*

Dieses seltene Krankheitsbild ist interessant, da bei ihm die (wahrscheinliche) biochemische Ursache des Immundefektes identifiziert werden konnte. Das Fehlen der ADA führt zur Ansammlung toxischer Konzentrationen von Adenosin. In leichteren Fällen sind Restfunktionen der B-Zellen erhalten. Der Thymus zeigt Zeichen der Involution. Nicht selten finden sich Skelettanomalien. In Einzelfällen war eine Substitution durch Übertragung ADA-haltiger fetaler Leber möglich.

7.2.1.3.7. *Retikuläre Dysgenesie*

Bei diesem Krankheitsbild liegt die ausgeprägteste Form eines Immundefektes vor. Neben den Immunzellen fehlen auch Granulozyten und Monozyten weitgehend. Der Tod tritt innerhalb weniger Tage ein.

7.2.2. *Sekundäre Immundefekte*

Mit der Weiterentwicklung diagnostischer Möglichkeiten konnte gezeigt werden, daß sekundäre Veränderungen der immunologischen Reaktionsfähigkeit zahlenmäßig weitaus bedeutsamer sind als die Immundefektkrankheiten. Die wichtigsten Ursachen sind in der

Tab. 35 zusammengefaßt. Die Immundefekte bei lymphoproliferativen Erkrankungen, Tumoren und unter Immunsuppressiva sind an anderer Stelle erörtert.

Tabelle 35

Sekundäre Immundefekte
1. Erkrankungen des Immunsystems
a) B-Zellsystem
Plasmozytom und M. Waldenström
Lymphadenose
Lymphosarkom
b) T-Zell-System (?)
benigne Granulome: Sarkoidose
maligne Granulome: Lymphogranulomatose
2. Generalisierte Knochenmarkerkrankungen: Myelosen, Myelofibrosen
3. Infektionskrankheiten
a) Akute Infektionen: Masern u. a. Virusinfekte
b) Chronische Infektionen: Lepra, Kandidiasis, Tuberkulose
4. Stoffwechselstörungen und Intoxikationen
Unterernährung
Verbrennung
Urämie
5. Exogene Einflüsse (Immunsuppressiva)
Zytostatika
Ionisierende Strahlen
Antilymphozytenserum
Kortikoide
6. Altersabhängige Abschwächung der immunologischen Reaktionsfähigkeit

7.2.2.1. *Altersabhängige Veränderungen der immunologischen Reaktionsfähigkeit*

Physiologischerweise kommt es nach der Geburt zu einem transitorischen Absinken der Ig. Nur wenn dieser Übergang von der prä- zur postnatalen Phase verzögert erfolgt, entwickelt sich der pathologische transitorische Immunglobulinmangel der Neugeborenen. Im fortgeschrittenen Lebensalter verringert sich die Fähigkeit zu zellgebundenen Sensibilisierungen zunehmend. Dies ist in stärkerem Maße durch funktionelle Defekte (Fehlen von Thymosin?) als durch quantitative Veränderungen der T-Zellen bedingt. Damit dürfte auch die zunehmende Häufung von Autoimmunphänomenen in Zusammenhang stehen (s. S. 162). Die Ig zeigen z. T. einen Anstieg (IgG und IgA), z. T. Verringerungen (SIgA). Der Titer normalerweise während des Lebens erworbener AK (Isohämagglutinine, antibakterielle AK) sinkt ab. Auch Affinitätsverringerungen wurden nachgewiesen. Die Primärreaktion wird stärker beeinträchtigt als die Sekundärreaktion. Eine wesentliche Rolle scheint die Antigenverarbeitung zu spielen. Die Verringerung der immunologischen Reaktionsfähigkeit dürfte eine Ursache der zunehmenden Infektanfälligkeit und der Tumorhäufigkeit sein.

7.2.2.2. Immundefekte durch Verlust von Ig bzw. Lymphozyten

Zum AK-Verlustsyndrom kann es im Rahmen allgemeinen Eiweißverlustes kommen z. B. bei exsudativer Enteropathie, nephrotischem Syndrom und generalisierten Hauterkrankungen (Verbrennungen, Dermatitis exsudativa). Die unterschiedlichen Halbwertzeiten und Molekülgrößen machen verständlich, daß vor allem die IgG-Konzentration absinkt. Bei der intestinalen Lymphangiektasie führen die erweiterten und abnorm durchlässigen Lymphgefäße nicht nur zum Ig-, sondern auch Lymphozytenverlust, so daß sich kombinierte Defekte entwickeln können. Unter den Lymphozyten macht sich dies vor allem bei den rezirkulierenden langlebigen T-Lymphozyten bemerkbar.

7.2.2.3. Immundefekte bei Infektionen

Eine Reihe von Virusinfektionen (Masern, Röteln, Influenza, Varizellen, Poliomyelitis, Hepatitis; auch entsprechende Lebendvakzinen) beeinträchtigen die zellgebundene Sensibilisierung, ohne daß dies (abgesehen von Masern) wesentliche klinische Bedeutung hat. Ursache ist der Virusbefall der Lymphozyten. Bei gewissen chronischen Infektionen entwickelt sich zunächst eine Hypergie gegenüber dem Erreger, die sich dann zu einem allgemeinen Defekt ausweiten kann (z. B. Kandidiasis, lepromatöse Lepra, Tuberkulose, Bruzellose). In manchen Fällen konnten zirkulierende Hemmfaktoren (Immunkomplexe?) nachgewiesen werden. Bei granulomatösen Prozessen im lymphatischen Gewebe spielen auch Verdrängungserscheinungen eine Rolle, schließlich können bakterielle Endotoxine die Lymphozytenfunktionen beeinflussen. Abortive Defekte dürften aber auch umgekehrt eine Rolle bei der Chronifizierung mancher Infektionen spielen.

7.2.2.4. *Immundefekte bei Stoffwechselstörungen und Intoxikationen*

Bei chronischer Unterernährung bleiben die Ig-Konzentrationen relativ lange im Normbereich. Erst in weit fortgeschrittenen Stadien entwickelt sich ein AK-Mangelsyndrom. Die Beeinträchtigung der zellgebundenen Sensibilisierung ist wesentlich früher nachweisbar und trägt auch zu der bekannten Infektanfälligkeit bei. Bei Urämie entwickelt sich unter dem Einfluß toxischer Verbindungen ebenfalls vorwiegend ein zellulärer Defekt. Die Abschwächung der kutanen Reagibilität ist aber z. T. auch durch Störungen in der Effektorphase der Immunreaktion bedingt. Bei Verbrennungen entwickeln sich kombinierte Defekte (Ig- und Lymphozytenverluste, Toxine).

Immundefekte haben über diese Beispiele hinaus allgemeine Bedeutung. Hinweise fanden sich u. a. bei Tumorträgern (s. S. 40), bei Autoimmunerkrankungen, aber auch z. B. bei Diabetes, Hypoglykämie, nach chirurgischen Eingriffen, bei starken Rauchern, bei Bleivergiftungen, bei Süchtigen (Heroin, Haschisch), Eisenmangel und in der Schwangerschaft.

7.3. *Klinik*

Primäre Defekte machen sich meist bereits in der frühesten Kindheit bemerkbar. Die wichtigsten klinischen Erscheinungen sind

— *Infektanfälligkeit*

Sie ist das führende Symptom. Beim AK-Mangelsyndrom stehen bakterielle Infekte im Vordergrund, insbesondere durch Staphylokokken, Pneumokokken, Streptokokken und Hämophilus influenzae. Bei zellulären Defekten verlaufen vor allem Virus- und Pilzinfektionen besonders schwer. Extreme Abwehrschwächen werden beobachtet, wenn gleichzeitig weitere Knochenmarkfunktionen beeinträchtigt sind.

— *Hämatologische Veränderungen*

Bei humoralen Defekten ist das Blutbild meist unauffällig, zelluläre können sowohl mit verringerten als auch mit normalen Lymphozytenzahlen einhergehen. Wichtig ist deshalb der Nachweis funktioneller Defekte.

— *Autoimmunphänomene*

Bei manchen Formen werden gehäuft Autoimmunphänomene nachweisbar (s. S. 162). Ursache ist wahrscheinlich die Störung regulatorischer Immunfunktionen. Atopische Erkrankungen sollen sich vor allem in Zusammenhang mit IgA-Defekten entwickeln.

7.4. *Diagnostik* (s. Tab. 36). *Erfassung der immunologischen Reaktionsfähigkeit*

Neben den Lymphozytenzahlen im peripheren Blut und der Histologie des lymphatischen Gewebes (Lymphknoten, evtl. Schleimhautbiopsie) interessiert vor allem

Tabelle 36

Untersuchungen bei Immun- und verwandten Defekten (mod. nach STIEHM)

Immundefektgruppe	Initialtests	Erweiterte Tests
A: Antikörperdefekt	1. Immunglobulinbestimmung 2. Schick-Test 3. Isohämagglutinintiter	1. Lymphknoten- oder Rektalbiopsie 2. Präexistierende Antikörper gegen Polio, Diphtherie, Streptolysin, *E. coli* 3. Bestimmung der B-Zellzahl (Ig^+, Fc-Rezeptoren) 4. Antikörperantwort auf injizierte Antigene (5. Immunglobulin-Halbwertszeit) (6. Immunglobuline und AK in Sekreten) (7. IgG-Subklassenbestimmung)
B. Zelluläre Immundefekte	1. Lymphozytenzahl und Morphologie 2. Rö-Thymus 3. Hauttests (s. Tab. 37)	1. DNCB-Sensibilisierung 2. Lymphozytentransformation mit PHA, allogenen Zellen oder Antigenen (Transformation und Mediatorfreisetzung) 3. Bestimmung der T-Zellzahl (E-Rosetten) 4. Lymphknotenbiopsie (5. Hauttransplantate)
C. Phagozytosedefekte	1. Leukozytenzahl und Morphologie	1. Rebuck-Test 2. NBT-Test 3. Quantitativer NBT-Test 4. Bakterielle Phagozytose (5. Milzszintigrafie)
D. Komplementdefekte	1. C3-Konzentration 2. Totales hämolyt. Komplement	1. Komplementfaktorenbestimmung 2. Opsoninprüfung 3. Immunadhärenz und Chemotaxisprüfung

die Funktionsfähigkeit der Immunzellen. Im einzelnen sind zu untersuchen:

a) Zelluläre Sensibilisierung

- Zahl der T-Lymphozyten (Rosettenbildung mit Hammelerythrozyten = E-Rosetten).
- Ihr Verhalten unter unspezifischen (Phythämagglutinin, Concanavalin A) und spezifischen Reizen (Antigenstimulation, Lymphozytenmischkultur). Zur Erfassung dissoziierter Defekte sollte sowohl die Transformationsrate als auch die Lymphokinfreisetzung (Makrophagen- bzw. Leukozyten-Migrationshemmtest) bestimmt werden. Bei Verdacht auf zirkulierende Inhibitoren muß die Untersuchung in Fremdserum erfolgen.
- Nachweis bestehender Sensibilisierungen durch i.c.-Testung mit Antigen mit normalerweise hoher Sensibilisierungsrate (s. Tab. 37).
- Die Induktion einer zellgebundenen Sensibilisierung z. B. durch epikutane Applikation von Dinitrochlorobenzol (DNCB) und Testung nach 2 Wochen.

b) Humorale Sensibilisierung

- Zahl der B-Lymphozyten (Nachweis von Ig-Determinanten mit fluoreszenzmarkierten Anti-Ig-Seren) und Konzentrationen der verschiedenen Ig-Klassen.
- Vorhandensein „natürlicher“ AK (Isohämagglutinine, heterophile AK z. B. gegen Schaferythrozyten) bzw. normalerweise vorhandener AK gegen mikrobakterielle Antigene (Coli, Influenza, Antistreptolysintiter). Ein Teil der Sensibilisierungen kann auch im i.c.-Test nachgewiesen werden (s. Tab. 37).
- Bereitschaft zur AK-Produktion nach Applikation bakterieller bzw. viraler Antigene (3fach-Impfstoff, Poliovakzine, Polysaccharid von Pneumokokken bzw. H. influenzae) und Ermittlung des AK-Titeranstieges nach 2—4 Wochen.

Bei Verdacht auf Defekte der Phagozytose bzw. der Komplementaktivierung sind spezielle Untersuchungen erforderlich (s. Tab. 36).

Tabelle 37

Hauttestungen zum Nachweis von Immundefekten

Testantigen	Konzentration	Hautreaktion		Humorale Reaktion
		sofort	verzögert	
Kandidin	$10^{-3}/10^{-2}/10^{-1}$	++++	++++	Agglutinine
Trichophytin	$10^{-3}/10^{-2}$	+++	++	
Histoplasmin	10^{-3}	++	+	KBR
Blastomyzin	10^{-3}	++	+	KBR
Tuberkulin	100 bzw. 1000 TE	(+)	++++	
PPD	1 µg/ml; 10 µg/ml	(+)	++++	
Streptokinase/Streptodornase	50/12,5 E/ml; 400/100 E/ml; 1000/250 E/ml	++	++++	
Typhus, Paratyphus A und B	$1{,}5 \times 10^{9}$ Keime	++++	±	Agglutinine
Bruzellergen	10^{-4}	±	±	Agglutinine
Mumpsantigen	0,1 mg	++++	++	

7.5. *Therapie*

7.5.1. *Infektbekämpfung*

Infektionen sind weitgehend zu vermeiden. Bei schwerwiegenden Defekten ist u. U. die Aufzucht in keimarmen Räumen erforderlich. Nach Ausbruch von Infektionen sind vor allem bakterizide Chemotherapeutica einzusetzen – auch wenn damit die Gefahr der Infektionen durch Pilze oder resistente Keime heraufbeschworen wird. Bei zellulären Defekten ist die Anwendung von Lebendvakzinen kontraindiziert, da sie Allgemeininfektionen auslösen können (Vaccinia generalisata, BCGitis). Andere Impfstoffe können und sollten angewendet werden, auch wenn der Effekt nicht immer gewährleistet ist.

7.5.2. *Substitution*

7.5.2.1. *γ-Globulin*

Die beschränkte Wirksamkeit ergibt sich daraus, daß

a) nur die im jeweiligen γ-Globulin vorhandenen AK wirksam sein können (meist wird deshalb gepooltes γ-Globulin verwendet),

b) die für die Infektabwehr besonders wichtige Sekundärreaktion (booster-Effekt) nicht ausgelöst werden kann.

Die erforderliche Konzentration von 200 mg% wird bei Agammaglobulinämie durch 300 mg γ-Globulin/kg (etwa 1,8 ml/kg) erreicht. Die Erhaltungsdosis liegt dann bei 0,1 g/kg in monatlichen Abständen. Fehlendes SIgA kann auf diese Weise nicht ersetzt werden. Bei speziellen Infektionen sind entsprechende Hyperimmunseren vorzuziehen. Gelegentliche Unverträglichkeitserscheinungen

(Atemnot, Temperatursteigerungen, Tachykardie) beruhen meist auf Komplementaktivierung durch Aggregatbildungen, seltener auf Anti-Ig-AK.

7.5.2.2. *Transfer-Faktor (TF)*

Während die Übertragung histoinkompatibler Lymphozyten deren raschen Untergang zur Folge hat, scheint im TF eine Substanz vorzuliegen, die die immunologische Reaktionsfähigkeit frei von H-Antigenen übertragen kann. Der Wirkungsmechanismus ist noch umstritten. Gegen einen unspezifischen Adjuvanseffekt spricht, daß im Prinzip nur die Reaktionsfähigkeit des Spenders übertragen wird. Die Standardisierung ist noch nicht befriedigend gelöst. Als 1 Einheit wird jene Menge bezeichnet, die aus 10^9 Lymphozyten (etwa 800 ml Blut) gewonnen werden kann. Die therapeutische Dosis liegt bei 1 E/20 kg. Die Applikationsintervalle sind von den Ergebnissen der immunologischen Kontrolle abhängig. Unter den Immundefekten konnten das Wiskott-Aldrich-Syndrom, die Ataxia teleangiectatica, die Thymushypoplasie und einzelne schwere kombinierte Immundefekte günstig beeinflußt werden. Am vorteilhaftesten ist gepoolter TF. Zur Substitution spezifischer Immundefekte wurde TF von entsprechend immunen Spendern hergestellt. Dieser spezifische TF wurde z. B. bei schwer verlaufenden Infektionskrankheiten (Kandidiasis, Lepra, Miliar-Tbk, Vaccinia generalisata) und Tumoren eingesetzt. Gewisse Erfolge werden mit TF auch bei Autoimmunkrankheiten erzielt (Wiederherstellung von Regulatorfunktionen?)

7.5.2.3. *Thymustransplantation, Thymuspräparate*

Thymustransplantationen setzen eine sehr exakte Typisierung voraus (GvH-Reaktion s. S. 134). Mit fetalem Thymus wurden gewisse Erfolge beim Di George-

Syndrom beschrieben. Mit der Präparation von Thymuswirkstoff bahnt sich eine Verbesserung an. Thymosin wurde z. B. bei Thymushypoplasie eingesetzt. Im Gegensatz zum TF wird hier nicht die Sensibilisierung des Spenders übertragen, sondern die fehlende thymusabhängige Reifung der T-Zellen nachgeholt.

7.5.2.4. *Übertragung von Stammzellen*

Zur Substitution von Stammzellen wurden fetale Leber (9.—12. Woche) oder Knochenmark (evtl. nach Anreicherung durch Dichtegradientenzentrifugation) eingesetzt. Die Ergebnisse sind bisher nicht überzeugend.

Bei sekundären Immundefekten ist selbstverständlich eine entsprechende Behandlung des Grundleidens erforderlich.

8. Immunproliferationskrankheiten

Als Immunproliferationskrankheiten werden jene Proliferationen zusammengefaßt, die ihren Ausgangspunkt von den Zellen des Immunsystems nehmen. Die Klassifikation ist bis in die Gegenwart umstritten. An die Stelle der traditionellen klinischen Differenzierung in lympho- und myeloproliferative Erkrankungen tritt eine Einteilung, die morphologische Aspekte (lokalisierte Proliferationen = Lymphome; Vermehrung proliferierender Zellen im Blut = Leukämien) und immunologische Befunde (Lymphozytenmarker) berücksichtigt. In zunehmendem Maße gelingt es, bestimmte Proliferationen mit der normalen Entwicklung der Immunzellen in Zusammenhang zu bringen (s. Abb. 38). Die Lymphogranulomatose nimmt eine Sonderstellung ein und wird oft den Nicht-Hodgkin-Lymphomen gegenübergestellt. Die Ätiologie der Immunproliferationskrankheiten ist nicht einheitlich. Sie reicht von transitorischen, virusbedingten (infektiöse Mononukleose) über relativ gutartige Proliferationen (benigne Gammopathien) und Tumoren mit geringem Wachstum (Plasmozytom) bis zu Erkrankungen, die – zumindest klinisch – als Malignome anzusehen sind.

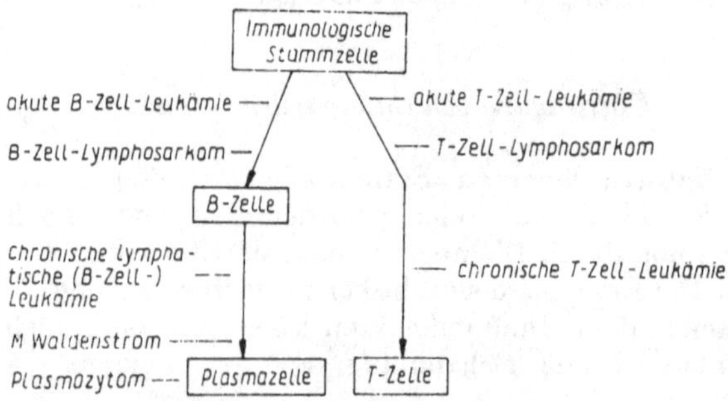

Abb. 38. Immunologische Klassifikation von Immunproliferationskrankheiten

8.1. Lymphogranulomatose (M. Hodgkin)

Von anderen Immunproliferationen unterscheidet sich die L. durch ihr bunteres Zellbild. Das Granulationsgewebe kann in unterschiedlicher Häufigkeit und Verteilung Lymphozyten, Histiozyten, Granulozyten, vor allem aber Retikulumzellen enthalten. Man unterscheidet eine lymphozytenreiche (Paragranulom) von einer bösartigeren, lymphozytenarmen Form (Hodgkin-Sarkom). Zwischen beiden steht das klassische Hodgkin-Granulom. Von besonderer diagnostischer Wertigkeit sind die einkernige Hodgkin- und die mehrkernige Sternberg-(Reed)-Zelle. Im peripheren Blut können hyperbasophile Zellen (aktivierte Lymphozyten?) auftreten. Ihr Vorkommen ist weniger dem Stadium als der Aktivität korreliert. Die Lymphozyten sind mäßig, in Terminalstadien auch erheblich verringert, die T-Zellen stärker als die B-Zellen. Relativ hoch ist der Anteil nicht klassifizierbarer Zellen.

Im Verlaufe der Erkrankung geht die Fähigkeit zu zellgebundenen Immunreaktionen mehr oder weniger vollständig verloren. In den Anfangsstadien kommt es während der klinischen auch zur immunologischen Remission. Im Stadium II ist der Defekt in etwa $^2/_3$ der Fälle, im Stadium IV regelmäßig vorhanden. Die Ursache ist noch unklar. Neben Veränderungen der Zellfunktionen fanden sich auch zirkulierende Hemmfaktoren. Die Fähigkeit zur AK-Produktion bleibt dagegen lange erhalten. Zusätzliche Defekte im Effektorsystem sind noch wenig definiert.

Die Ätiologie ist nach wie vor unklar. Am wahrscheinlichsten ist ein neoplastisches Geschehen. Umstritten ist aber, ob die immunologischen Befunde Folge primär entarteter Retikulumzellen oder aber (T?)Lymphozyten von einem Virus befallen sind. Als Folge der Virusinfektion soll es dann zur Reaktion normaler immunkompetenter Lymphozyten mit den virusbefallenen mit zunehmender Zellverarmung kommen. Die Herkunft der noch nicht allgemein akzeptierten Hodgkin-Antigene (S und F nach ihrer elektrophoretischen Wanderung, von denen das langsamer wandernde S-Antigen spezifisch sein soll) ist noch unklar (Virus- oder Differenzierungsantigen?).

8.2. *Nicht-Hodgkin-Lymphome und Leukämien*

8.2.1. *Chronische Lymphadenose*

Durch den Nachweis von Lymphozytenmarkern konnte gesichert werden, daß der chronischen lymphatischen Leukämie (CLL) in der Regel eine *B-Zell*-Proliferation zugrunde liegt. Die Zellen tragen besonders häufig μ-Determinanten, auch δ-B-Zellen sind relativ stark vermehrt. Die Zahl der Determinanten selbst ist gegenüber der Norm verringert. Die proliferierenden Zellen tragen jeweils nur eine einzige Art (monoklonale Proliferation).

Dem entspricht, daß in 5—12% auch monoklonale Ig-Vermehrungen im Serum gefunden werden. Nur vereinzelt wurden biklonale Proliferationen nachgewiesen.

Leukämiezellen mit T-Markern sind auffallend selten. Soweit die geringe Fallzahl überhaupt eine Verallgemeinerung erlaubt, scheint die *T-Zell*-Leukämie besonders gutartig zu verlaufen. Vereinzelt wurden auch CLL beschrieben, in denen die Zellen sowohl B- als auch T-Marker trugen.

Normale und Leukämiezellen unterscheiden sich durch eine Reihe von Eigenschaften. So sind sie in geringerem Maße durch PHA, vor allem aber durch das B-Zell-Mitogen PWM (Pokeweed-Mitogen) zu stimulieren. Verringert ist auch die Bereitschaft zur Bildung von EAC-Rosetten und die B-Zell-Zytotoxizität.

Unter den Immundefekten stehen die humoralen im Vordergrund. Das Verhalten der γ-Globulinkonzentration erlaubt gewisse prognostische Schlüsse. Die zellgebundenen Reaktionen können dagegen bis in die Terminalstadien intakt bleiben. In etwa 20% finden sich Autoimmunphänomene, z. B. hämolytische Anämien, Thrombozytopenien, Thyreoiditiden, Bindegewebserkrankungen, Kryoglobuline u. a., als Ausdruck der Aktivierung „verbotener Klone". Die Häufung von Malignomen (4,3—22,9%) wird mit der Störung der Immunüberwachung in Verbindung gebracht.

Im allgemeinen wird die CLL als neoplastisches Geschehen angesehen. Von verschiedenen Autoren wurden leukämiespezifische Antigene nachgewiesen. Ihre Herkunft ist noch umstritten (Virus- oder Tumorantigen). Offensichtlich liegt eine Reifungshemmung beim Übergang von der Ig-tragenden B-Zelle zur Ig-produzierenden Plasmazelle vor. Die proliferierenden Zellen häufen sich deshalb in zunehmendem Maße in Lymphknoten, Knochenmark und Blut an und verdrängen die ausgereiften Plasmazellen und T-Lymphozyten. Die Abartigkeit könnte auch allein in einer abnormen Lebensdauer der funktionell defekten Zellen begründet sein.

Dies würde den relativ gutartigen Charakter der Neoplasie erklären. Danach wäre die CLL eine Regulationskrankheit. Durch die Produktion defekter, langlebiger Lymphozyten fehlt ein Rückkopplungseffekt.

Sézary-Syndrom: Charakteristisch ist die Kombination von exfoliativer Erythrodermie mit Pruritus, Lymphoidzellinfiltrationen der Haut und leukämischer Vermehrung ähnlicher Zellen im Blut. Die Sézary-Zellen können bis zu 80% der Leukozyten ausmachen. Sie sind 14—20 μ groß und haben große, oft gelappte (zerebriforme) Kerne. Sie weisen eindeutig T-Zell-Eigenschaften auf (E-Rosetten, PHA-Stimulation), so daß eine Sonderform der T-Zell-Leukämie vorliegen dürfte. Aber auch eine abnorme T-Zellproliferation auf Grund einer Autosensibilisierung durch Hautantigene wird diskutiert.

Haarzell-Leukämie: Bei etwa 2% der CLL finden sich „behaarte“ Zellen im peripheren Blut, deren Oberfläche von zahlreichen Fortsätzen bedeckt ist. Während sie ursprünglich als atypische Retikulumzellen oder Histiozyten angesehen wurden, konnten sie neuerdings als B-Lymphozyten identifiziert werden.

8.2.2. Akute Leukosen (AL)

Die Suche nach Lymphozytenmarkern ist bei der AL meist erfolglos. Nur in 20—30% können T-Zell-Marker nachgewiesen werden. Eine B-Zell-Leukämie scheint in weniger als 5% vorzuliegen. Gelegentlich wird sie durch Anti-Lymphozyten-AK vorgetäuscht. Die akute T-Zell-Leukämie wird vorwiegend bei Jugendlichen beobachtet, relativ oft in Kombination mit Mediastinaltumoren. In 20—80% finden sich Immunreaktionen gegen die autologen Leukämiezellen. Als Ursache wird ein Virus-(abhängiges)-Antigen vermutet. Diese Immunreaktion ist ein günstiges Zeichen. Zur Immunotherapie bei Leukosen s. S. 260.

8.2.3. *Immunproliferationskrankheiten umstrittener Zuordnung*

(B?)-Immunoblastische Lymphadenopathie (Lymphogranulomatosis X; Hodgkinoid): Typisch ist die Trias
a) Immunoblastenproliferation,
b) Proliferation kleiner, sich verzweigender Gefäße – vor allem der postkapillären Venolen,
c) Ablagerung einer amorphen, azidophilen Substanz im Interstitium.
Gehäuft finden sich polyklonale γ-Globulivermehrungen, Autoimmunphänomene (40%) und Arzneimittelallergien (20 bis 30%). Wahrscheinlich liegt eine Proliferation von B-Zellen an der Grenze zwischen reaktivem und autonomem Wachstum vor.

(B?)-Immunoblastensarkom: Dies ist eine maligne, monomorphe Proliferation von Immunoblasten mit meist reichlich membrangebundenem Ig. Der klinische Verlauf ist akut. Häufig sind Kombinationen mit Bindegewebserkrankungen. Ähnliche Tumoren wurden bei Transplantatempfängern beobachtet (massive Antigenstimulation?). Ein Teil der Fälle wurde früher als Retikulosarkom bezeichnet.

(T?)-Lymphoblasten-Sarkom: Die Kerne sind locker und unregelmäßig begrenzt (zerebriform bis geschlängelt). Sie wurden auch als Prolymphozyten bezeichnet. Ausgangspunkt ist oft der Thymus.

Großfollikuläres Lymphoblastom (Brill-Symmers): Typisch ist die Vergrößerung der Lymphfollikel, die z. T. bereits makroskopisch sichtbar sind. Der Tumor wird z. T. von den Zellen des Keimzentrums abgeleitet (Germinozytom bzw. -blastom). Klinisch steht die generalisierte Vergrößerung der Lymphknoten im Vordergrund. Der Verlauf erstreckt sich über einige Jahre.

Retikulosarkom: Nach neueren Ergebnissen liegt eine heterogene Gruppe vor, unter denen wahrscheinlich B-Zellproliferationen eine besondere Rolle spielen.

8.3. Plasmazellproliferationen

Plasmazellproliferationen produzieren ein einheitliches Protein, das M-Protein (M = monoklonal, d. h. von Abkömmlingen einer einzigen Zelle stammend) bzw. Paraprotein. Im Elektropherogramm findet sich eine

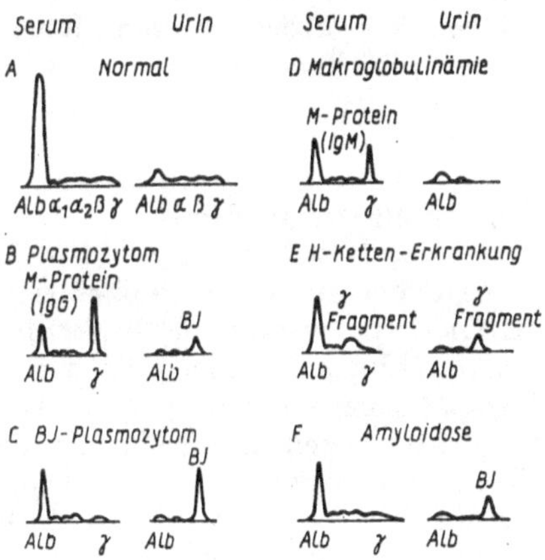

Abb. 39. Typische elektrophoretische Befunde bei Plasmozytom und verwandten Erkrankungen

charakteristische schmalbasige Zacke (M-Gradient, s. Abb. 39). Das Spektrum reicht von reaktiven und reversiblen Zellvermehrungen bis zu relativ unreifen, autonomen Proliferationen, die auch klinisch maligne verlaufen.

8.3.1. Benigne monoklonale Gammopathien

M-Proteine können mit ausreichend empfindlichen Methoden auch bei Gesunden nachgewiesen werden. Ihre Häufigkeit steigt von 1% bei 50jährigen über 3% bei

70jährigen auf 5,7% der über 80jährigen. Die Paraproteinkonzentration liegt meist unter 2 g%. Sie finden sich gehäuft bei chronischen Infektionen, Autoimmunerkrankungen und gewissen Neoplasien. Wahrscheinlich sind sie Ausdruck eines langanhaltenden Antigenstimulus. Dies führt zu einer zunehmenden Einengung der Spezifität, bis schließlich recht homogene AK (= M-Proteine) resultieren. Das verantwortliche Antigen konnte bisher jedoch nur in Einzelfällen identifiziert werden. Recht oft kommt es zu (spontaner?) Rückbildung (transitorische monoklonale Gammopathie).

8.3.2. Plasmozytom (Multiples Myelom)

Beim Plasmozytom liegt eine autonome Proliferation von Plasmazellen vor. Die Plasmozytomzelle behält im wesentlichen die Charakteristica der Plasmazelle, wenn auch mit gewissen Unterschieden im Reifungsgrad. Die Zellen, die komplette Ig produzieren, sind reifer als die Zellen des Bence-Jones-Plasmozytoms. IgA scheint häufiger intrazellulär gespeichert zu werden, wobei stark aufgeblähte Zellen mit überdehntem endoplasmatischem Retikulum entstehen (Thesaurozyten). Die Lymphozytenzahlen im peripheren Blut liegen meist im Normbereich. Dahinter können sich jedoch monoklonale B-Zell-Vermehrungen verbergen. In 10–30% werden auch Plasmazellen nachweisbar – in Extremfällen bis zur Plasmazell-Leukämie.

Von den proliferierenden Plasmazellen werden stets nur Ig mit völlig identischer Struktur produziert (*M-Protein*). Ihre Konzentration liegt meist zwischen 3 und 5 g%. Das Bence-Jones-Protein ist durch seine reversible Hitzefällung (Ausfällung bei 60 °C, Wiederauflösung bei 80 °C) gekennzeichnet. Es besteht aus L-Ketten, die bei manchen Plasmozytomen im Überschuß produziert werden. Bei etwa 7% wird nur dieses Protein produziert (Bence-Jones-Plasmozytom, Leichtketten-Krankheit).

Es wird im Urin ausgeschieden. Deshalb fehlt oft ein M-Gradient im Serum. Die Häufigkeit der verschiedenen Plasmozytome entspricht etwa der Syntheserate der entsprechenden Ig. Biklonale Gammopathien sind relativ selten (0,1–0,2% aller Plasmozytome), aber immer noch häufiger als dem Zufall entspricht. In einem Fall wurde Triklonalität nachgewiesen.

In einer ganzen Reihe von Fällen konnten die *AK-Eigenschaften* (Spezifitäten) von M-Proteinen identifiziert werden. Im wesentlichen kann man 3 Gruppen unterscheiden

a) mikrobielle Antigene: Streptolysin 0 (Titer bis 1:120000), Streptokokken-Hyaluronidase, α-Staphylolysin, Bruzellin, Klebsiellen-Polysaccharid, Rubeolenantigen.

b) niedermolekulare Haptene: Dinitrophenol, Phosphorylcholin, 5-Azaurazil, Dextran.

c) Autoantigene (z. T. mit entsprechenden klinischen Erscheinungen): IgG (Rheumafaktor), Thyreoglobulin (bis 1:250000), Transferrin, Gerinnungsfaktoren, Kernbestandteile, Lipoproteine, glatte Muskulatur, Erythrozytenantigene usw.

Sie können dafür sprechen, daß die entsprechenden Antigenstimuli eine auslösende Rolle spielten.

Die *klinischen Erscheinungen* sind vor allem durch Verdrängungen (Osteoporose, Anämie) und die physikochemischen Eigenschaften der Paraproteine (Hyperviskositätssyndrom, Blutgerinnungsstörungen, Amyloidose) bedingt. Die Produktion der Paraproteine geht mit einer mehr oder weniger erheblichen Beeinträchtigung der AK-Produktion einher. Neben Verdrängungserscheinungen spielt auch ein gesteigerter Katabolismus eine Rolle. Die zellgebundene Sensibilisierung ist dagegen meist intakt.

Die *Ätiologie* ist noch unklar. Im wesentlichen werden 2 Vorstellungen vertreten:

a) Dem Plasmozytom liegt eine abnorme Proliferation auf Antigenreize zugrunde. In diesem Sinne könnten die

o. a. AK-Eigenschaften der Paraproteine gedeutet werden. Zusätzlich muß es aber zum Versagen jener Mechanismen kommen, die normalerweise die Immunreaktion limitieren.

b) Auslösend wirkt ein neoplastisches Geschehen. Dessen Ursache muß in jenem Moment wirksam werden, in dem sich der Lymphozyt in die Plasmazelle umwandelt. In diesem Sinne sind z. B. Plasmozytome nach ^{32}P-Behandlung und erste Hinweise auf myelomspezifische Membranantigene zu deuten.

Möglicherweise resultiert das Plasmozytom aus dem Zusammenwirken beider Mechanismen. Nach der „two hit"-Hypothese stammt der erste Stimulus vom Antigen und führt zu einer entsprechenden monoklonalen Proliferation. Der zweite onkogene oder mutagene transformiert den Klon zu neoplastischem Wachstum. Berechnungen ergaben, daß bis zur klinischen Manifestation mehrere Jahre vergehen.

8.3.3. Makroglobulinämie (Waldenström)

Die Makroglobulinämie wird meist vom Plasmozytom abgegrenzt, wenngleich inzwischen erwiesen ist, daß es sich nur um eine Sonderform handelt (IgM-Plasmozytom). Insgesamt liegt jedoch eine unreifere Proliferation vor, die zwischen der B-Zell-Leukämie und dem reifen Plasmozytom einzuordnen ist (lymphozytoide Plasmazellen). Die Zellen zeigen gewisse Atypien. Im peripheren Blut findet man eine Vermehrung μ-Kettentragender B-Lymphozyten mit sehr unterschiedlicher Zahl dieser Determinanten. Weiter in Richtung Plasmazelle differenzierte Zellen finden sich in der Regel nur im Knochenmark. IgM kann als Pentamer oder Monomer (7S-IgM) auftreten. Lymphknoten sind häufiger als beim klassischen Plasmozytom beteiligt. Neben den beim Plasmozytom angegebenen ätiologischen Überlegungen wird auch eine Regulationsstörung für möglich gehalten

(Fehlen der IgG—IgM-Rückkopplung mit Entzügelung der IgM-Produktion). Dies kann aber nicht die Monoklonalität erklären.

8.3.4. H-Kettenerkrankungen

Bei diesen plasmozytom-ähnlichen Erkrankungen wird nicht das gesamte Ig-Molekül, sondern nur ein Teil produziert. Die entdifferenzierte Zelle ist nicht mehr zur Synthese der kompletten H-Ketten-Sequenz in der Lage. Auch das klinische Bild ähnelt mehr unreifen Lymphomen als dem Plasmozytom. Sie machen — mit erheblichen regionalen Unterschieden — etwa 1% der Plasmozytome aus.

Bei der *γ-Ketten-Erkrankung* (M. FRANKLIN) werden abnorme Mengen des Fc-Fragmentes produziert (M 51—56000 D). Im Vordergrund des klinischen Bildes stehen Lymphknotenvergrößerungen, Hepatosplenomegalie und zunehmender Kräfteverfall. Die Lebenserwartung liegt bei wenigen Jahren. Bei der *α-Ketten-Erkrankung* werden analoge Fragmente der α-Kette produziert (meist α_1; M 29—34000 D). Der Defekt liegt im Fd-Bereich und umfaßt sowohl Teile der variablen als auch der konstanten Region. Infolge unterschiedlicher Aggregationen wird meist ein M-Gradient vermißt. Im Vordergrund stehen Plasmazellinfiltrationen des Magen-Darm-Kanales. Der Verlauf ist ausgesprochen bösartig. In manchen Fällen ähnelt das Bild dem Retikulumzellsarkom. Die Fragmente der *μ-Ketten-Erkrankung* sind noch nicht näher analysiert (M ca. 55000 D). Der Defekt liegt wahrscheinlich in dem Bereich, in dem die Disulfidbindungen zur L-Kette ansetzen. Als Folge unterschiedlicher Aggregationen fehlen oft M-Gradienten.

8.4. Virusbedingte Immunproliferationen

8.4.1. Infektiöse Mononukleose (iM)

Die iM kann als transitorische, virusbedingte Immunproliferation angesehen werden. Sie wird durch das EPSTEIN-BARR-Virus ausgelöst. Nach einer Inkubationszeit von 10—50 Tagen entwickeln sich Pharyngitis und Angina mit mehr oder weniger generalisierter Lymphknotenschwellung. In der 2. Krankheitswoche kommt es zur Leukozytose von 15—20000. Etwa $^2/_3$ der Zellen sind mehr oder weniger typische Lymphozyten, etwa 10% Downey-Zellen (monozytoide Lymphozyten) mit aufgelockerten Kernen und Zytoplasmavakuolen. Gegen Ende der 2. Woche klingen die klinischen Erscheinungen ab.

Die iM ist durch eine Reihe immunologischer Phänomene gekennzeichnet

a) AK gegen das EPSTEIN-BARR-Virus (Maximum 3.—4. Woche, u. U. lebenslänglich nachweisbar)

b) heterophile AK (PAUL-BUNNEL-AK). Sie agglutinieren Schaf- und Pferdeerythrozyten. Ihre Entstehung ist unklar (kreuzreagierendes Virusantigen bzw. Neoantigen als Folge der Virusinfektion?)

c) Auto-AK u. a. AK gegen Erythrozyten-i-Antigen (in 50—70%), RF, ANF, Wassermann-AK, Kryoglobuline, AK gegen Lymphozyten und glatte Muskulatur.

Die vermuteten Beziehungen zur Lymphadenose konnten weder durch pro- noch durch retrospektive Untersuchungen gestützt werden. Interessant ist, daß das EB-Virus auch ein maligne verlaufendes Lymphom (Burkitt-Lymphom) auslösen kann. Dies wirft die Frage auf, durch welche Mechanismen bei der iM die Proliferation limitiert wird.

Ein ähnliches Krankheitsbild kann durch das Zytomegalievirus ausgelöst werden. Der PAUL-BUNNEL-Test bleibt negativ.

8.4.2. Burkitt-Lymphom

Dieses Lymphom wurde Ende der 50er Jahre erstmals in bestimmten Gegenden Afrikas beobachtet. Es handelt sich um ein rasch wachsendes, z. T. auch multipel auftretendes Lymphom, welches bevorzugt im Kieferbereich, aber auch in Abdomen, Wirbelsäule u. a. lokalisiert ist. Das histologische Bild zeigt Blastzellen, die am ehesten einem unreifen Lymphom entsprechen. Durch den Nachweis von B-Zell-Markern konnte die Abstammung von B-Lymphozyten gesichert werden. Interessant ist der Tumor dadurch, daß er durch das EPSTEIN-BARR-Virus ausgelöst wird. Im Serum der Patienten können AK gegen mindestens 2 verschiedene Ag nachgewiesen werden

a) gegen Ag des EB-Virus (vor allem gegen das Kapsid-Antigen, mit niedrigem Titer auch gegen das „Frühantigen" (EA)).

b) gegen Membranantigene der proliferierenden Zellen (EB-Virus-induzierte Membranantigene EBMA bzw. MA; sie werden bei der iM in der Regel nicht nachweisbar).

Bei der Tumorentwicklung scheinen diese AK eher Enhancementeffekte auszulösen. Eindeutiger sind zelluläre Immunphänomene mit der Prognose verbunden. Ähnliche immunologische Befunde wurden auch bei gewissen Tumoren des Nasopharyngealraumes erhoben.

Die engen Beziehnungen zwischen EB-Virus, iM und Burkitt-Lymphom werfen Fragen nach den zugrunde liegenden Mechanismen auf. 2 Möglichkeiten werden vor allem erörtert:

a) Bei der Lymphomentwicklung werden zusätzliche Faktoren wirksam. Bei der in Afrika endemischen Form soll die Antigenstimulation durch chronische Infektionen (Malaria) eine solche Rolle spielen. Vereinzelt wurden B.-Lymphome inzwischen auch außerhalb Afrikas beschrieben.

b) Die verschiedenen Erkrankungen sind durch verschiedene Subtypen ausgelöst, die mit den derzeitigen Möglichkeiten aber noch nicht differenziert werden können.

8.5 Anhang: Amyloidose

Die Bezeichnung „Amyloidose" wurde von dem stärkeähnlichen färberischen Verhalten der im Gewebe abgelagerten Substanz abgeleitet. Sie ist wahrscheinlich heterogen. In Ermangelung ausreichender pathogenetischer Kenntnisse werden klinische und histologische Kriterien der Differenzierung zugrunde gelegt (s. Tab. 38). Die Genese der primären Form ist noch unklar. Sekundäre Formen treten vor allem im Gefolge chronischer Entzündungen auf (z. B. Tbk, Osteomyelitis, RA), bei Tumoren und Plasmozytom (in 8–12%) auf.

Die wichtigsten Strukturen des Amyloids sind Fibrillen und „Pfannkuchen"-ähnliche Gebilde (doughnuts). Die Fibrillen sind unverzweigt, haben einen Durchmesser von 100 Å und eine Länge von etwa 10000 Å. Sequenzanalysen ergaben z. T. bemerkenswerte Übereinstimmungen mit den L-Ketten der Ig (vor allem deren N-terminalen, variablen Abschnitten). Im Experiment gelang es, aus BJ-Protein unter Einwirkung proteolytischer Enzyme amyloidähnliche Fibrillen herzustellen. Dieses Ig-ähnliche Amyloidprotein B findet sich vor allem bei der perikollagenen Form. Der Typ A (vor allem bei der periretikulären Form) zeigt keine Verwandtschaft mit Ig (amyloid of unknown origin, AUO). Die „doughnuts" haben einen Durchmesser von 80–100 Å und unterscheiden sich in ihrer Zusammensetzung eindeutig von den Fibrillen. Sie bestehen aus einem α_1-Glykoproteid, der sog. P (Plasma)-Komponente. Neben diesen beiden Strukturen wurden Fibrinogen, Mukopolysaccharide, Lipoproteine u. a. m. nachgewiesen (wahrscheinlich auf Grund unspezifischer Bindung).

Ätiologie und Pathogenese sind noch unklar. Doch ist

zumindest für das Amyloid B ein Zusammenhang mit Immunprozessen sicher. So kann im Tierexperiment durch Hyperimmunisierung eine Amyloidose induziert werden. Andere Experimente sprechen dafür, daß auch dem RHS eine wichtige Rolle zukommt. Daraus wurde

Tabelle 38

Klassifikation der Amyloidosen (nach MISSMAHL)

	Periretikulin-Amyloid	Perikollagen-Amyloid
Hereditäre Formen	Familiäres Mittelmeerfieber Amyloidose mit Taubheit und Urtikaria	Hereditäre myokardiopathische Amyloidose Hereditäre neuropathische Amyloidose
Erworbene Formen	Sekundäre Amyloidose bei chronischen Entzündungen und Tumoren	Sekundäre Amyloidose bei Plasmozytom
Idiopathische Formen	Primäre nephrotische Amyloidose	Primäre Amyloidose Lokalisierte Formen (tumorähnlich, Skleromyxödem)

abgeleitet, daß sich eine Amyloidose dann entwickelt, wenn es zu einer — im Verhältnis zur RHS-Funktion überschießenden — Immunkomplexbildung komme. Das Überwiegen der V_L-Fragmente soll mit dem bevorzugten Abbau der C_L-Strukturen unter physiologischen Bedingungen zusammenhängen. Die Ablagerung kann lokal erfolgen (z. B. in der Umgebung von Plasmazellproliferationen) aber auch generalisiert, wenn die Löslichkeitsgrenze des Plasmas überschritten wird. Die Herkunft des Amyloid A (AUO) ist unklar. Gehäuft findet es sich bei chronischen Entzündungen. Im Gegensatz zu dieser Infiltrationstheorie wird von den Vertretern der Sekretionstheorie eine im einzelnen noch unklare Sekretion durch Bindegewebszellen angenommen.

9. Klinisch-immunologische Diagnostik

Die klinisch-immunologische Diagnostik hat sich in einer Breite entwickelt, daß sie nur noch vom Spezialisten beherrscht werden kann. An dieser Stelle kann deshalb nur eine kurze Orientierung gegeben werden. Prinzipiell unterscheiden sich die Methoden nicht von jenen anderer immunologischer Untersuchungen, wenn auch gewisse Akzente in der Klinik gesetzt werden. Deshalb sei auf die entsprechenden Ausführungen der „Grundlagen der Immunologie“ der WTB-Reihe verwiesen. Lediglich die Untersuchungen am Patienten bedürfen einer gesonderten Erörterung.

9.1. Allgemeine Aufgaben

Vom Gegenstand der Klinischen Immunologie sind folgende Anforderungen an das klinisch-immunologische Labor abzuleiten:

1. Quantitative Bestimmung der Ig (einschließlich IgE) in Blut und Sekreten, Identifizierung von Paraproteinen (M-Proteinen).
2. Bestimmung der Komplement-Gesamtaktivität und der wichtigsten, zur Erfassung der spezifischen oder unspezifischen Aktivierung erforderlichen Komponenten.
3. Nachweis heterologer Sensibilisierungen mittels Präzipitation bzw. Agglutination und entsprechender Modifikationen.
4. Nachweis der reaginbedingten Sensibilisierung (In vivo- und In vitro-Methoden, z. B. RAST).
5. Nachweis von Autoantikörpern mittels direkter und indirekter IF, Radioimmuntechniken oder anderer Indikatormethoden.
6. Nachweis zellgebundener Sensibilisierungen (Lymphozytentransformation, Makrophagen- bzw. Leukozytenmigrationshemmung).

7. Analyse der immunologischen Reaktionsfähigkeit und Identifizierung von Immundefekten.
8. Blut- und Gewebstypisierung.
9. Immunologische Methoden zum Nachweis bestimmter Antigene.

Das zentrale Prinzip jeglicher immunologischer Diagnostik ist die Reaktion zwischen Ag und AK bzw. sensibilisierten Lymphozyten. Sie kann dem Nachweis eines Sensibilisierungszustandes dienen oder aber der Identifizierung eines Antigens (bzw. bestimmter Antigendeterminanten). Nicht in jedem Fall ist diese *Primärreaktion* der unmittelbaren quantitativen oder auch nur qualitativen Beurteilung zugängig. Meist werden Sekundär- oder Tertiärreaktionen diagnostisch genutzt. Sie sind mittelbares Maß der Primärreaktion und deshalb nur semiquantitativ — gelegentlich auch falsch-negativ. Zu den *Sekundärreaktionen* gehören Präzipitation, Agglutination, KBR, Zytolyse und Histaminliberation sowie LTT und Migrationshemmtechniken. Als *Tertiärreaktionen* werden die In vivo-Untersuchungen bezeichnet. Ihre Interpretation ist durch die Interferenz weiterer Variabler (Reaktionsbereitschaft von Zellen und Geweben, Regulationsmechanismen) eingeschränkt.

9.2. *In vivo-Untersuchungen*

Prinzip der In vivo-Untersuchung ist es, durch eine umschriebene allergische Reaktion einen Sensibilisierungszustand nachzuweisen. Dies kann durch unphysiologische Ag-Applikation (meist i.c.) oder durch Nachahmung der natürlichen Exposition (Provokationstest) erfolgen.

9.2.1. *Testung an der Haut*

Die Testung an der Haut basiert auf der — in der Regel erfüllten — Voraussetzung, daß die Sensibilisierung den gesamten Organismus einbezieht. Nur in den Frühstadien ist gelegentlich eine regionale Sensibilisierung (z. B. der Schleimhaut) möglich. Der Vorteil der Testung an der Haut sind der minimale Aufwand und die Möglichkeit der unmittelbaren Beobachtung. Die Hauptgefahr ist die Auslösung einer allergischen Allgemeinreaktion. Eine dem vermuteten Sensibilisierungszustand angemessene Ag-Verdünnung wird auf die intakte Haut (Epikutantest), auf die skarifizierte (Scratch-Test) oder oberflächlich geritze Haut (Prick-Test) oder — meist — intrakutan appliziert. Als Negativkontrolle dient die analoge Applikation der Extraktionslösung (positiv bei gesteigerter Irritabilität der Haut = Urtikaria factitia). Zur Ermittlung der unspezifischen Reaktionsfähigkeit (Positivkontrolle) dient für die Frühreaktion eine Histaminlösung (10^{-4}).

9.2.1.1. Intrakutantest

Der I.c.-Test ist die häufigste Form; Scratch- und Prick-Test sind Varianten, die vor allem bei hochgradiger Sensibilisierung eingesetzt werden. Die Beurteilung erfolgt nach 20 min, 6—8 h und 48 h. Mehr oder weniger deutlich können 3 verschiedene Reaktionsausfälle unterschieden werden:

a) *Sofortreaktion:* Sie ist durch eine Quaddelbildung mit hyperämischem Hof gekennzeichnet und entwickelt sich nach 10—20 min. Nach 2 h ist sie in der Regel vollständig abgeklungen. Ihr liegt eine reaginbedingte Sensibilisierung (s. S. 52) zugrunde. Von besonderem Wert ist sie deshalb bei atopischem Asthma und Rhinitis.

b) *Verzögerte (Arthus-)Reaktion:* Sie manifestiert sich mit Rötung und Schwellung nach 3—4 h und erreicht ihr Maximum nach 6—8 h; nach 24 h ist sie abgeklungen. Bei massiver Reaktion kann es zu zentraler hämorrhagischer Nekrose kommen. Zugrunde liegt eine Immunkomplexreaktion (s. S. 72). Positive Reaktionen werden bei Serumkrankheit, allergischer Alveolitis, gelegentlich auch bei Autosensibilisierungen (DNS, Thyreoglobulin) beobachtet.

c) *Spätreaktion:* Die ersten Veränderungen treten nach 12–24 h auf. Die Rötung und Infiltration erreichen nach 24–48 h ihr Maximum und können noch nach einigen Tagen nachweisbar sein. Bei starken Reaktionen kann es zu zentraler Nekrose kommen. Sie ist Ausdruck einer zellgebundenen Sensibilisierung (s. S. 79). Positive Reaktionen werden z. B. bei Infektionen (Bakterien, Pilze, Viren), Kontaktallergien, vereinzelt auch bei Autoimmunerkrankungen beobachtet.

Gelegentlich kommt es zu *granulomatösen Reaktionen,* die ihr Maximum z. T. erst nach 4–6 Wochen erreichen. Die verantwortlichen Mechanismen sind noch unklar. Die Beteiligung immunologischer Reaktionen ist u. a. bei Testungen mit dem Kveim-Antigen (Sarkoidose) und der Berylliose wahrscheinlich.

Bei einer Reihe von Erkrankungen schließt sich typischerweise die Arthus-Reaktion an eine vorausgegangene urtikarielle Reaktion an. Bei üblicher Testung wird erstere oft übersehen, da durch die Hyperämie der Sofortreaktion Ag abtransportiert wird und für die Immunkomplexreaktion meist ohnehin wesentlich höhere Ag-Dosen erforderlich sind. Sie wird deutlicher, wenn die Sofortreaktion z. B. durch Antihistaminica blockiert wird. Diese Kombination der Typen I und III hat pathogenetische Bedeutung für die allergische Alveolitis (s. S. 94). In Einzelfällen wurden Dreifachreaktionen beobachtet, bei denen sich nach 48 h eine Infiltration anschloß.

Ein negatives Ergebnis kann auch durch Defekte in der Manifestationsphase vorgetäuscht sein. Die positive Reaktion im I.c.-Test beweist – unauffällige Kontrollen vorausgesetzt – die Sensibilisierung. Sie beweist nicht, daß ein zu klärendes Krankheitsbild auf diese Sensibilisierung zurückzuführen ist. Solche Schlüsse sind nur bei übereinstimmenden anamnestischen Angaben oder auf Grund einer positiven Provokationsprobe (s. S. 244) erlaubt.

9.2.1.2. *Epikutantest*

Bei diesem Test wird das Ag in entsprechender Konzentration auf die Haut aufgebracht und mit einem Pflaster abgedeckt. Die Beurteilung erfolgt nach 48 h. Im positiven Fall kommt es zu Rötung und Infiltration, bei stärkeren Reaktionen auch zu Blasenbildung und Nekrose. Der Epikutantest ist die adäquate Methode für die Kontaktallergie und hier im Sinne eines Provokationstestes zu werten. Falsch-positive Reaktionen können durch toxische Effekte ausgelöst werden (evtl. vorher irritative Reizschwelle ermitteln, sofern aus der umfangreichen Literatur nicht entsprechende Grenzkonzentrationen bekannt sind).

9.2.1.3. *Prausnitz-Küstner-Reaktion*

Bei der PK-Reaktion wird die lokale allergische Reaktion an einem passiv sensibilisierten Probanden ausgelöst. Diese Möglichkeit trug wesentlich zur Klärung der Pathogenese der atopischen Reaktion bei. Praktische Bedeutung hat sie nur, wenn die Testung am Patienten selbst nicht möglich ist. 48 h nach der i.c. Applikation des Patientenserums wird an derselben Stelle das Ag appliziert. Im positiven Fall entwickelt sich innerhalb 20 min die typische Quaddel. Mit diesem Test werden ausschließlich AK erfaßt, die lokal gebunden werden (homozytotrope AK = Reagine s. S. 53).

9.2.2. *Provokationstests*

Ziel der Provokationstestung ist es, durch eine die übliche Antigeninvasion nachahmende Exposition gewissermaßen im Experiment die Pathogenität der Sensibilisierung zu beweisen. Dies setzt voraus, daß geringe Ag-Mengen appliziert werden, die keine unerwünscht starken Reaktionen auslösen. Der Test besteht also aus

- der adäquaten Ag-Applikation,
- der Objektivierung der allergischen Reaktion; subjektive Angaben sind meist unzureichend (s. Abb. 40).

Die wichtigsten Formen sind in der Tab. 39 zusammengefaßt. Weitere Modifikationen ergeben sich bei anderen Expositions- bzw. Manifestationsverhältnissen (z. B. Nahrungsmittel- und Arzneimittelallergie). Die Provokation bringt im allgemeinen eine größere Gefährdung für den Patienten und bedarf deshalb wohlüberlegter Indikationsstellung.

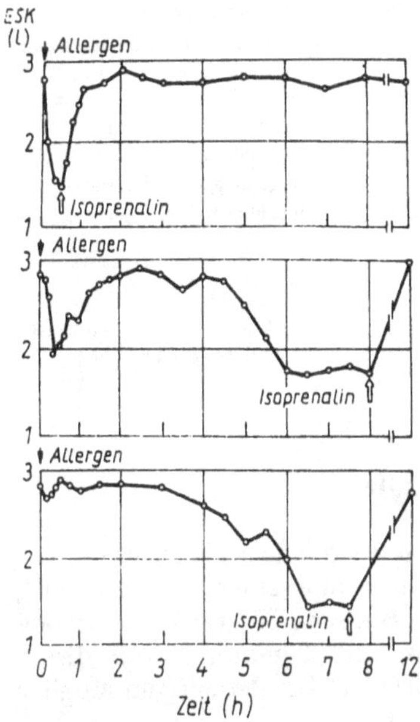

Abb. 40. Typischer Verlauf bei inhalativer Allergenprovokation und Objektivierung an Hand des Atemstoßtestes (von oben nach unten: Frühreaktion; kombinierte Reaktion; verzögerte Reaktion)

Tabelle 39
Provokationsproben

Erkrankung	Antigen-Applikation	Objektivierung
Allergische (atopische) Konjunktivitis	Einträufeln in die Konjunktiva	Inspektion nach 20–30 min (Hypersekretion, Chemosis)
Allergische (atopische) Rhinitis	mit Ag-getränktem Watteträger	Inspektion (Rötung, Schwellung, Hypersekretion) oder Ermittlung der Strömungswiderstände der Nasenwege (Resistance)
Allergisches Asthma bronchiale	Inhalation der Ag-Lösung bzw. des verstäubten Ag	Ermittlung der Strömungswiderstände (exspir. 1 Sekunden-Kapazität, Resistance) nach 20 min (atopisches Asthma) bzw. nach 6–8 h (verzögertes Asthma)
Allergische Alveolitis	idem	Bestimmung der Diffusionskapazität oder Compliance (oft auch Anstieg der Strömungswiderstände, gelegentlich Temperatursteigerung) nach 6–8 h
Allergische Gastritis bzw. Enteritis	Zufuhr des Ag (evtl. Extrakt) durch die Magen- oder Dünndarmsonde	Röntgenologische Darstellung des Schleimhautreliefs nach 20 bis 30 min
Kontaktekzem	Epikutane Ag-Applikation (Läppchentest)	Inspektion (Rötung, Infiltration, Blasenbildung) nach 48 h

10. Immunotherapie

Ziel der Immunotherapie ist die gezielte Beeinflussung von Immunreaktionen im Sinne einer Abschwächung (z. B. Autoimmun- und atopische Erkrankungen) oder Verstärkung (Infektionen und Tumoren). Von diesem Ziel ist man noch weit entfernt. Die derzeitigen Möglichkeiten beschränken sich auf

a) eine mehr oder weniger allgemeine Hemmung der Immunreaktion durch Immunsuppressiva,

b) die gezielte Hemmung spezieller Immunreaktionen (z. B. Desensibilisierung),

c) die Wiederherstellung bzw. Steigerung der allgemeinen immunologischen Reaktionsfähigkeit,

d) die gezielte Verstärkung von Immunreaktionen unter Anwendung von Adjuvantien.

10.1. Medikamentöse Immunsuppression

10.1.1. Wirkungsmechanismen

Im wesentlichen sind folgende Möglichkeiten zu unterscheiden

- die zytostatischen Maßnahmen, deren beschränkte Selektivität allein darauf beruht, daß die Ag-Stimulation zu einer Zellproliferation führt, die auch mit für zytostatische Effekte sensiblen Phasen einhergeht,
- Kortikoide mit einem breiten antiphlogistischen, z. T. auch echt immunsuppressiven Wirkungsspektrum,
- immunologische Maßnahmen zur Elimination bestimmter Zellen (Antilymphozytenglobulin, ALG)

Die Immunisierung geht mit verschiedenen, gegenüber Zytostatika empfindlichen, Phasen einher. Mit der afferenten Phase, d. h. der Antigenverarbeitung in den Makrophagen, interferieren vor allem Röntgenstrahlen, z. T. aber auch die Kortikoide. Ansatzpunkte in den zentralen Immunmechanismen (Proliferation und Differenzierung der Lymphozyten) sind aus der Abb. 41 ersichtlich. Alle diese Effekte gelten vor allem für die Primärreaktion. Liegt bereits eine Sensibilisierung vor — wie dies in der Klinik, abgesehen von der Transplantation, die Regel ist — ist die Situation wesentlich therapierefraktärer. In der Effektorphase wirken vor allem Kortikoide und andere Antiphlogistika. Aber auch Zytostatika entfalten gewisse Wirkungen. Alle genannten Maßnahmen sind mehr oder weniger unspezifisch und dadurch mit Nebenwirkungen belastet. Selbst wenn es möglich wäre, echte Immunsuppressiva zu entwickeln, würden diese mehr oder weniger alle Immunreaktionen beeinflussen und damit u. U. auch lebenserhaltende Mechanismen blockieren. Ideal und frei von Nebenwirkung wäre die selektive Zerstörung der immunkompeten-

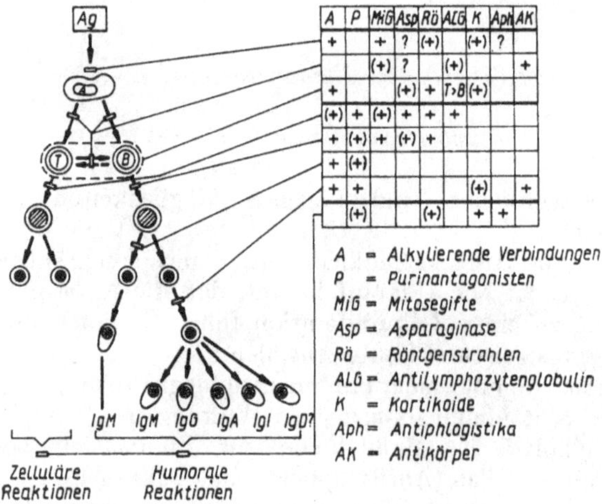

Abb. 41. Ansatzpunkte der wichtigsten Immunsuppressiva

ten Zellen, die für die allergische Reaktion auf das jeweilige Ag verantwortlich sind, d. h. die Induktion einer Immuntoleranz.

Einzelne dieser Verbindungen wirken bevorzugt auf zellgebundene Immunreaktionen, andere auf die AK-Synthese, ohne daß man von einer Selektivität sprechen kann. Insgesamt ist die zellgebundene Reaktion leichter zu beeinflussen, unter der AK-Produktion die IgG-Synthese leichter als die IgM-Synthese. 6-Merkaptopurin u. ä. hemmen z. B. vor allem die zellgebundene Sensibilisierung. Aus diesem Grund ist Azathioprin das Mittel der Wahl bei der Transplantation. Auf seiten der AK-

Produktion wird durch Merkaptopurin (hohe Dosen) und Methotrexat vor allem die IgG-Produktion gehemmt, die IgM-Produktion wird u. U. verstärkt und verlängert. Letztere wird vor allem durch hohe Dosen alkylierender Verbindungen beeinflußt. Diese Unterschiede sind jedoch vorerst von geringer klinischer Bedeutung.

10.1.2. Zytostatische Immunsuppressiva

a) Antimetaboliten: Die Vertreter dieser Gruppe ähneln physiologisch wichtigen Verbindungen, ohne deren Effekt zu haben. Durch ihren Einbau in den Stoffwechsel entstehen Verbindungen, die für den Organismus nicht verwertbar sind und bestimmte Stoffwechselwege blockieren. Hierher gehören:
Purinantagonisten: 6-Merkaptopurin (6-MP) wird an Stelle der physiologischen Purinbasen in Nukleinsäuren eingebaut. Verbreiteter, weil besser verträglich, ist das Azathioprin, nur geringe Bedeutung hat das Thio-Guanosin. Die üblichen Dosierungen sind der Tab. 40 zu entnehmen.
Pyrimidinantagonisten: Sie wirken analog und hemmen über die Uridylphosphorylase wichtige Stoffwechselwege, insbesondere solche, die in Zusammenhang mit der Mitose stehen. Vertreter sind 5-Fluorurazil und Zytosin-Arabinosid. Ihre Bedeutung ist relativ gering.
Aminosäureantagonisten z. B. Azaserin und Desoxynorleuzin (DON) werden ebenfalls meist nur in Kombination mit anderen Immunsuppressiva eingesetzt.
Folsäureantagonisten blockieren die Umwandlung der Folsäure in die Tetrahydrofolsäure und damit Transmethylierungsvorgänge. Das ältere Aminopterin wurde bald zugunsten des Methotrexates verlassen. Die übliche Dosierung bei Langzeitbehandlung sind 2—5 mg/die, die Wochendosis liegt bei 10—15 mg, in Ausnahmefällen bei 20 mg, d. h., sie wird auf 4—5 Tage verteilt. Kurzfristig

Tabelle 40

Dosierung von Immunsuppressiva

Präparat	Stoßtherapie	Langzeittherapie
Antimetaboliten		
Azathioprin		2–4 mg/kg/die oral
Amethopterin (Methotrexat)		10–15(–20) mg/Woche in 4–5 Dosen
Alkylierende Verbindungen		
Zyklophosphamid	15 mg/kg 1mal wöchtl. i.v.	2–3 mg/kg/die oral
Chlorambuzil		0,05–0,2 mg/kg/die oral
Antibiotika		
Aktinomyzin D		3–6 µg/kg/die i.v. für 6 Wochen
Kortikoide		
Prednisolon	3–4 mg/kg/die	10 mg/die
Antilymphozytenglobulin	10–20 mg/kg/die	gleiche Dosis 1–3mal wöchentlich

können auch wesentlich höhere Dosen gegeben werden (z. B. einmalige Tagesdosen von 25–50 mg i. v.).

b) Alkylierende Verbindungen: Sie sind besonders reaktionsfreudig und können unter Alkylierung mit sehr unterschiedlichen Molekülen reagieren und dadurch tiefgreifende Störungen des Zellstoffwechsels hervorrufen. In der Klinischen Immunologie haben vor allem Chlorambuzil und Zyklophosphamid Bedeutung. Dosierung s. Tab. 40.

c) Antibiotika haben unterschiedliche Effekte auf den Proliferationsvorgang. Eine gewisse Bedeutung haben Mitomyzin C und Aktinomyzin in der Transplantatüberwachung.

d) Alkaloide: Die wichtigsten Vertreter sind Mitosegifte (Kolchizin, Vinca-Alkaloide). Ihre Bedeutung in der Immunologie ist gering.

e) Penizillamin bewirkt in vitro eine Depolymerisation von IgM. Entsprechende Konzentrationen werden jedoch in vivo nicht erreicht. Die T-Zellfunktion scheint stärker beeinflußt zu werden als die der B-Zellen. Die übliche Dosis sind 0,9–1,8 g/die. Hauptindikationen RA, CAH, Sklerodermie und Lungenfibrosen.

f) Asparaginase beeinträchtigt die Funktion von Zellen, die auf die exogene Asparaginzufuhr angewiesen sind, u. a. der proliferierenden Lymphozyten. Sie hemmt den Übergang von der G_0- in die G_1-Phase und damit die Lymphozytentransformation. Die zellgebundene Immunreaktion wird stärker beeinträchtigt als die humorale. Die übliche Dosis liegt zwischen 100 und 1000 E/kg/die. Nebenwirkungen sind häufig.

10.1.3. Kortikoide

Kortikoide entfalten ein besonders breites Wirkungsspektrum. Die Zahl der Makrophagen verringert sich, ihre Migrations- und Phagozytosefähigkeit (und damit die Ag-Verarbeitung) werden gehemmt. Damit wird die Induktionsphase beeinträchtigt. Die eigentlichen immunsuppressiven Effekte sind abhängig vom Vorhandensein eines ungesättigten A-Ringes, einer Ketogruppe in Position 3 und einer O- und OH-Gruppe an C_{11} in β-Stellung. Fehlt letztere oder ist sie in α-Stellung, fehlt der immunsuppressive Effekt, während die entzündungshemmende Wirkung erhalten bleibt. Bei kortikoidsensiblen Tieren kommt es zur Involution des lymphatischen Gewebes. Am ausgeprägtesten sind die Veränderungen in der Rinde des Thymus sowie den Keimzentren von Milz und Lymphknoten. Etwa 48 h nach Abschluß der Kortikoidmedikation steigen die Lymphozytenzahlen bereits wieder an. Die Beeinflussung der Lymphozyten wird durch spezielle Kortikoidrezeptoren der Zellmembran vermittelt. Die lympholytischen Wirkungen alterieren die T-Zellen stärker als die B-Zellen. Aber auch in ihrer Entwicklung durchlaufen die Zellen kortikoidempfindliche (z. B. unreife T-Zelle) und -resistente Phasen (z. B. Helfer- und Effektorzellen). Der

Mensch gehört zu den relativ kortikoidrefraktären Arten. Dennoch führen 60 mg Prednisolon oral nach 6 h zu einem Abfall der Lymphozyten auf etwa 40% des Ausgangswertes mit einer Verschiebung der T-B-Relation von etwa 75:25 auf 50:50. Die rasche Normalisierung spricht dafür, daß dem nur eine temporäre Änderung der Zirkulationskinetik zugrunde liegt (Ansammlung in Knochenmark und lymphatischem Gewebe). Die Stimulationsfähigkeit ist mäßig verringert (sowohl Transformation als auch Mediatorfreisetzung). Mit den üblichen therapeutischen Dosen werden durchaus Konzentrationen erreicht, die die zellvermittelte Immunreaktion hemmen. Die wesentlichen therapeutischen Effekte bei üblicher Dosierung sind jedoch auf die Beeinflussung der Effektor- bzw. Manifestationsphase zurückzuführen.

10.1.4. Antilymphozytenglobulin (ALG)

Durch heterologe Sensibilisierung (z. B. von Pferden kann ein Antiserum bzw. Globulin gewonnen werden, welches spezifisch mit Lymphozyten reagiert und entsprechende immunsuppressive Effekte auslösen kann. Die T-Zellfunktion wird stärker beeinträchtigt als die der B-Zellen. Der Effekt ist wesentlich selektiver als die der Zytostatika. Hauptindikation ist die Transplantatüberwachung, doch wurden auch gewisse Erfolge bei Autoimmunerkrankungen beschrieben. Die Dosierung ist abhängig von der Aktivität (s. Tab. 40). Hauptgefahren sind Serumkrankheit und anaphylaktische Reaktionen.

10.1.5. Therapeutische Anwendungen

Im allgemeinen beginnt man mit hohen Dosen. Nach Eintritt des erwünschten Effektes reduziert man sie auf eine Erhaltungsdosis (s. Tab. 40). Zur Beurteilung werden vor allem krankheitsspezifische Parameter herangezogen. Die immunologische Überwachung steht noch in der Anfangsphase.

10.1.5.1. *Indikationen*

a) Transplantation s. S. 148.

b) Autoimmunerkrankungen: Im Gegensatz zu a) muß hier eine wesentlich therapierefraktärere bestehende Sensibilisierung beeinflußt werden. Da die Mehrzahl der Immunsuppressiva auch die unspezifische Effektorphase beeinflussen, darf aus ihrer Wirksamkeit nicht auf eine Immunpathogenese unklarer Krankheitsbilder geschlossen werden. Die wichtigsten Indikationen und die bevorzugt eingesetzten Präparate sind der Tab. 41 zu entnehmen. Kontrollierte Studien haben leider nicht immer die optimistischen Ergebnisse offener Untersuchungen in vollem Umfang bestätigen können. Da den Erkran-

Tabelle 41

Klinische Indikationen für Immunsuppressiva

	6-MP Azathioprin	Alkylantien (Zykloph.)	ALG	Kortikoide
Transplantation	+	(+)	(+)	+
Autoimmunerkrankungen				
Rheumatoidarthritis	+	+	(+)	+
Lupus erythematodes	+	+	?	+
Colitis ulcerosa	(+)			(+)
Chronisch-aggressive Hepatitis	+	?	?	(+)
Primäre biliäre Zirrhose	?			(+)
Immunzytopenien	(+)	?	–	+
Glomerulonephritis	?	+[1]	?	+[1]
Multiple Sklerose	(+)	(+)	?	(+)
Uveitis, Symp. Ophthalmie	?	(+)	?	
Pemphigus	(+)			(+)

\+ Kontrollierte Studien (+) Unkontrollierte Studien ? Einzelfälle

[1]) nephrotisches Syndrom

kungen z. T. recht komplexe Mechanismen zugrunde liegen, sind bei ungeeigneter Dosierung durchaus auch Verschlechterungen möglich (Beseitigung blockierender Faktoren, Beeinträchtigung der Funktion von Regulatorzellen usw.).

10.1.5.2. Nebenwirkungen (s. Tab. 42)

Die wichtigsten *Frühschäden* sind die Beeinträchtigung der Knochenmarkfunktion, die Schädigung des Magen-Darm-Traktes (bis zu Ulzerationen) und die Infektionsgefährdung. Sie sind im wesentlichen auf die zytotoxischen Effekte bzw. die Beeinträchtigung anderer Schutzmechanismen zurückzuführen. Allergische Reaktionen sind möglich, spielen aber keine wesentliche Rolle.

Unter den *Spätschäden* ist vor allem die Tumorentstehung zu berücksichtigen (Beeinträchtigung der Immunüberwachung? s. S. 40). Die Gefahr scheint bei der Transplantatüberwachung wesentlich höher zu sein

Tabelle 42

Nebenwirkungen von Immunsuppressiva

Art der Nebenwirkung	Purin-antagonisten (Azathioprin)	Methotrexat	Alkylierende Verbindungen (Zyklophosphamid)	ALG
Magen-Darm-Schädigung	(+)	+	+	–
Knochenmark-Schädigung	(+)	+	+	–
Teratogene Effekte	(+)	+	+	–
Azoospermie/ Amenorrhoe	(+)	+	+	–
Leberschäden	(+)	+	(+)	–
Lungenschäden	–	–	+ (Busulfan)	–
Zystitiden	–	–	+	–
Alopezie	(+)	(+)	+	–
Allergische Reaktionen	?	?	?	+

als bei der Behandlung von Autoimmunerkrankungen. Weitere Spätschäden sind Infertilität, teratogene Effekte, Wachstumsstillstand sowie bei alkylierenden Verbindungen Lungenfibrosen, nach Zyklophosphamid Haarausfall und hämorrhagische Zystitiden, nach Methotrexat Leberfibrosen.

10.2. Desensibilisierung

Die Desensibilisierung wurde aus tierexperimentellen Beobachtungen entwickelt. Sensibilisierte Tiere sind nach Auslösung eines anaphylaktischen Schockes 1—2 Wochen refraktär gegenüber einer erneuten Ag-Zufuhr („Antianaphylaxie"). Die Desensibilisierung hat aber nur ausnahmsweise etwas mit diesem Modell zu tun. Als Desensibilisierung (oder Hyposensibilisierung) werden alle Behandlungen zusammengefaßt, bei denen durch Ag-Zufuhr eine spezifische Verringerung der immunologischen Reaktionsfähigkeit induziert wird.

10.2.1. Indikation

Die Desensibilisierung ist nur dann möglich, wenn die allergische Reaktion durch nichtpathogene Immunreaktionen zu hemmen ist. Im Vordergrund steht die Anwendung bei atopischer Sensibilisierung. Bei Sensibilisierungen des Typs II wurde sie bisher nicht eingesetzt, dürfte aber auch — abgesehen von einem kurzfristigen AK-Verbrauch — nur zu einem Titeranstieg führen. Bei Immunkomplexreaktionen ist sie kontraindiziert, da durch die Ag-Zufuhr nur pathogene Immunreaktionen provoziert würden. Gewisse Erfolge sind bei zellgebundener Sensibilisierung möglich.

Voraussetzung sind die genaue Kenntnis des Ag und die Bereitschaft des Patienten zu einer Behandlung, die u. U. über Jahre geht. Bereits bestehende Komplikationen schränken den Erfolg ein. Die Chancen sinken auch mit der Zahl pathogenetisch bedeutsamer Sensibilisierungen, die wiederum Ausdruck der allergischen Reaktionsbereitschaft ist.

10.2.2. Art der Durchführung und Mechanismen

Bei der üblichen Desensibilisierung wird das Ag in steigender Dosierung appliziert bis eine Konzentration erreicht ist, die höher liegt als der natürlichen Exposition entspricht. Die häufigste Applikationsform ist die s.c.-Injektion, doch sind auch andere prinzipiell möglich. Am eingehendsten ist die Desensibilisierung bei der atopischen Sensibilisierung (s. S. 52) untersucht. Die Ausgangsdosis wird durch i.c.-Testung ermittelt (Hauttitration). Man beginnt meist mit jener Konzentration, die noch keine Hautreaktion auslöst. Die weitere Steigerung muß die individuelle Verträglichkeit berücksichtigen. Im allgemeinen soll die Anfangsdosis im Verlaufe der Behandlung auf das 10^3-10^4fache gesteigert werden. Die Applikationsintervalle können zwischen 30–60 min (Schnelldesensibilisierung) und einigen Tagen liegen. Nachdem die Endkonzentration erreicht wurde, können die Abstände auf 3–4 Wochen ausgedehnt werden. Bei Depotpräparaten sind die Intervalle entsprechend größer und die Zahl der Injektionen geringer. Die Behandlung erstreckt sich meist über 2–3 Jahre. Bei befristeter Exposition (Heuschnupfen) kann die Behandlung auch ausschließlich präsaisonal erfolgen.

Die durch diese Behandlung ausgelösten Mechanismen sind sehr komplex und in ihrer Bedeutung wahrscheinlich von Patient zu Patient unterschiedlich. Initial kommt es regelmäßig zu einem Anstieg des Reagintiters. Klinische Besserungen bereits in dieser Phase sind vor allem durch den Anstieg konkurrierender IgG-AK bedingt. Im weiteren Verlauf (nach 2–3 Jahren) kommt es zum Absinken des Reagintiters. Die verantwortlichen Mechanismen sind noch unklar (Fehlen von booster-Effekten, da das Ag von den IgG-AK abgefangen wird; zentrale Hemmung der IgE-Produktion im Sinne einer echten Immuntoleranz). Bei besonders hoch dosierter und langjähriger Behandlung kann schließlich auch ein unspezifischer Effekt (Verringerung der Mediatorfreisetzung) nachweisbar werden (s. Abb. 42). Der AK-

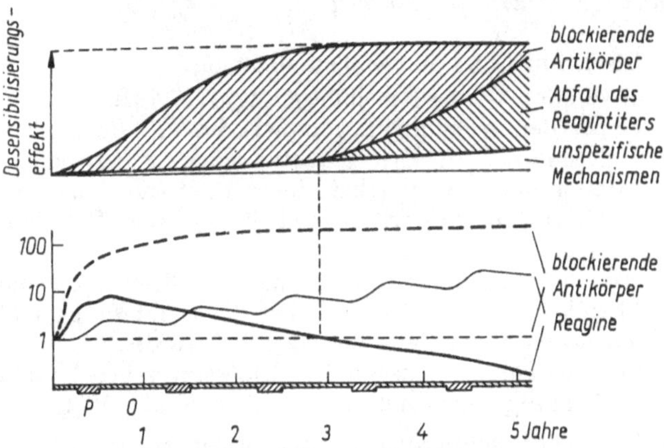

Abb. 42. Desensibilisierungsmechanismen (Erläuterungen s. Text)

Verbrauch spielt bestenfalls bei der Schnelldesensibilisierung eine Rolle, wie sie gelegentlich noch bei Arzneimittelallergie zur Vorbereitung der Behandlung mit einem lebensnotwendigen Medikament geübt wird. Neuere Entwicklungen zielen darauf ab, das Ag so zu modifizieren, daß die immunogenen Eigenschaften erhalten bleiben, aber nur noch in geringerem Maße allergische Reaktionen ausgelöst werden (z. B. durch Behandlung mit Formaldehyd = Allergoide oder durch Vernetzung mit Glutaraldehyd).

Gewisse Desensibilisierungserfolge bei zellgebundener Sensibilisierung (Kontaktsensibilisierung, Arzneimittelallergie) werden vor allem mit Enhancementeffekten von AK erklärt. In diesem Sinne ist auch das SULTZBERGER-CHASE-Phänomen zu interpretieren: Wird ein Kontaktallergen in atypischer Form (z. B. oral, i. m. oder i. v.) appliziert, ist die nachfolgende Sensibilisierung an der äußeren Haut u. U. nicht mehr möglich.

10.2.3. Erfolgsaussichten

Die Erfolge sind maßgeblich abhängig

a) von der Art der Sensibilisierung (s. S. 48ff.).

b) von der Art (Immunogenität?) des Ag: Bei Pollenallergie sind z. B. die Erfolgsquoten höher als bei anderen Inhalationsallergien und bei diesen wiederum höher als bei Pilz-, Nahrungsmittel- und bakteriellen Sensibilisierungen.

c) vom Desensibilisierungsmodus: Im allgemeinen sind die Erfolge um so größer, je höher die Enddosis ist und je länger die Behandlung durchgeführt wurde.

Bei Heuschnupfen liegen die Erfolge zwischen 70 und 90%, bei atopischem Asthma zwischen 50 und 70%.

Die Desensibilisierung ist der bisher einzige praxisrelevante Vertreter jener Maßnahmen, die auf eine spezifische Hemmung der immunologischen Reaktionsfähigkeit abzielen. Weitere Ansatzpunkte — vorerst nur von beschränkter praktischer Bedeutung — sind die Versuche, eine Immuntoleranz zu erzielen

a) durch ein optimales „timing“ von Ag und Immunsuppression. Durch Ag-Gabe wird eine Proliferation der entsprechenden reaktionsbereiten Zellen ausgelöst. Eine ausreichend hoch dosierte Gabe von Immunsuppressiva-Zytostatika führt dann zur vorzugsweisen Elimination dieses Zellklons. Erste Versuche wurden bei der Transplantation unternommen.

b) durch Applikation des Ag in tolerogener Form (z. B. Vorbehandlung mit ultrazentrifugiertem Antilymphozytenglobulin zur Vermeidung einer entsprechenden

Sensibilisierung bei der nachfolgenden therapeutischen Anwendung).

Ein anderer Weg nutzt die Haptenhemmung: Durch Bindung eines Haptens an einen nicht-immunogenen Träger (z. B. Polylysin) bleibt die Reaktionsfähigkeit mit den entsprechenden Rezeptoren (z. B. Lymphozyten und Mastzellen) erhalten. Es blockiert sie aber für die Einwirkung des bi- oder plurivalenten Vollantigens. Bei Penizillinallergie wurde mit Erfolg ein N-Benzylpenizilloyl-N-Formyllysin (BPOFLYS) eingesetzt.

10.3. Allgemeine Steigerung der immunologischen Reaktionsfähigkeit

Die Indikation hierzu besteht in erster Linie bei Immundefekten. Die derzeitigen Möglichkeiten sind S. 224 erörtert.

10.4. Immunopotentiation

Als Immunopotentiation werden jene Maßnahmen zusammengefaßt, die geeignet sind, die spezifische immunologische Reaktionsfähigkeit zu steigern. Ihre besondere klinische Bedeutung liegt auf der Hand, da es auf diesem Wege z. B. möglich wäre, den Effekt von Schutzimpfungen zu verstärken und die bei Tumorerkrankungen oft unzureichende Immunabwehr zu stimulieren. Wegen der zentralen Stellung der T-Zellen zielen die Maßnahmen vor allem auf deren Aktivierung ab.

Die älteste und verbreitetste Methode ist die Applikation des Ag in *Depotform,* z. B. als Alaunpräzipitat (Tetanustoxoid, Depotallergene) oder Bindung an schwerlösliche Träger (z. B. Tyrosinkristalle). Der Effekt beruht vor allem auf der Verlängerung des Ag-Stimulus. Möglicherweise wird auch die Ag-Verarbeitung durch die Makrophagen gefördert.

Als *Adjuvantien* bezeichnet man Substanzen, die die Sensibilisierung in quantitativer, z. T. auch qualitativer Weise beeinflussen, indem sie nicht-immunogene Verbindungen zum Immunogen machen oder bei normalerweise unterschwelliger Dosis zur Sensibilisierung führen. Bei einer ersten Gruppe stehen wahrscheinlich lokalirritative Effekte im Vordergrund (z. B. Aluminiumsalze, Bentonit, Alginate, SiO_2). Eine zweite Gruppe umfaßt Endotoxine (Typhus, Pertussis) sowie Oligo- und Polynukleotide. Ihr Effekt soll auf einer Stimulation der B- (vielleicht auch der T-Zellen) beruhen. Das im Tierversuch wirksamste Adjuvans besteht aus einer stabilisierten Wasser-in-Öl-Emulsion mit abgetöteten Mykobakterien in der Öl- und dem Ag in der Wasserphase (Freundsches Adjuvans). In der Klinik hat es wegen der noch nicht überschaubaren Nebenwirkungen bisher keinen Platz gefunden.

Eine gewisse klinische Bedeutung als Adjuvantien haben BCG und *Korynebakterium parvum* z. B. in der Behandlung der Leukämie und des Melanoms. Eine Stimulation zellgebundener Immunreaktionen wurde nach dem Anthelmintikum Levamisol (bzw. seinem Derivat Tetramisol) nachgewiesen. Erste ermutigende Beobachtungen bei Tumoren und Immundefekten bedürfen jedoch noch der Überprüfung. Die Wirkung wird wahrscheinlich z. T. auch über die Makrophagen entfaltet.

Eine Sonderstellung nehmen Bestandteile bestimmter Würmer ein, die vor allem die IgE-Produktion stimulieren.

11. Literaturhinweise

ADO, A. D.: Allgemeine Allergologie (russ.) Moskwa: Medizina 1970

BACH, F. H., and R. A. GOOD: Clinical Immunobiology I/II. New York: Academic Press 1972/4

BUNDSCHUH, G., und B. SCHNEEWEISS (Hrsg.): Immunologie. Ein Nachschlagewerk. Berlin: Akademie-Verlag 1976

FREEDMAN, S. O.: Clinical immunology. London: Harper and Row 1971

FRIEMEL, H., und J. BROCK: Grundlagen der Immunologie (3. Aufl.). Berlin: Akademie-Verlag 1976

GELL, P. G. H., R. A. COOMBS and P. LACHMANN: Clinical aspects of immunology. Oxford: Blackwell 1974

GERGELY, J., und H. H. OTT: Immunglobuline und Immunopathien. Stuttgart: Fischer 1974

HUDSON, L., and F. C. HAY: Practical immunology. Oxford: Blackwell 1974

HUMPHREY, J. H., and R. G. WHITE: Kurzes Lehrbuch der Immunologie. Stuttgart: Thieme 1971

JÄGER, L.: Klinische Immunologie und Allergologie. Jena: Fischer 1976

MIESCHER, P. A., and H. J. MÜLLER-EBERHARD: Textbook of immunopathology. New York—London: Grune & Stratton 1976

RAJKA, E., and S. KOROSSY (Ed.): Immunological aspects of allergy and allergic diseases. Budapest: Akadémia Kiadó 1974/6

ROITT, I. M.: Essential immunology (2nd ed.). Oxford: Blackwell 1974

SAMTER, M.: Immunological diseases (2nd ed.). Boston: Little, Brown and Co. 1971

SCHEIFFARTH, F., und H.-W. BAENKLER: Klinische Immunologie. Stuttgart: Fischer 1975

STEFFEN, C.: Allgemeine und experimentelle Immunologie und Immunpathologie sowie ihre klinische Anwendung. Stuttgart: Thieme 1968

STIEHM, E. R., and V. A. FULGINITI: Immunologic disorders in infants and children. Philadelphia: Saunders 1973

TURK, J. L.: Immunology in clinical medicine (2nd ed.). London: Heinemann 1973

VORLAENDER, K.-O. (Hrsg.): Praxis der Immunologie (Grundlagen, Methoden, Klinik). Stuttgart: Thieme 1976

WIASOW, O. E., und SCH. CH. CHODSCHAEW: Einführung in die Immunologie (russ.). Moskwa: Medizina 1973

12. Sachwortregister

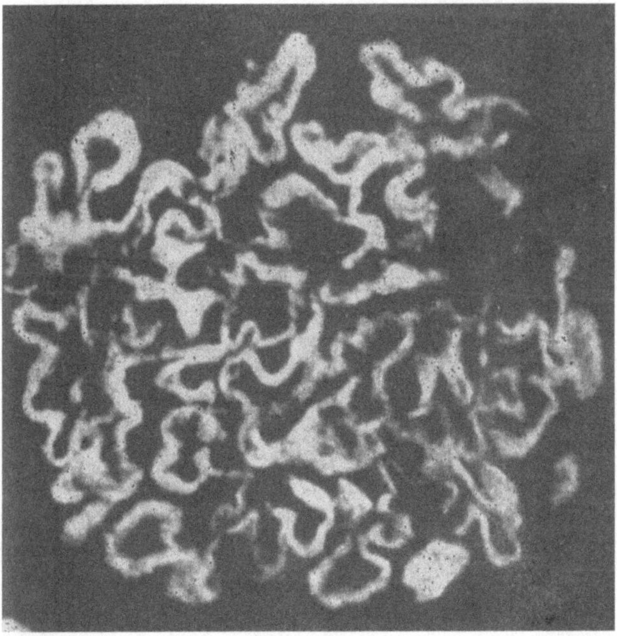

Immunfluoreszenz-Nachweis von Antikörpern

1. Immunglobulinablagerung im Glomerulum bei Lupus erythematodes visceralis

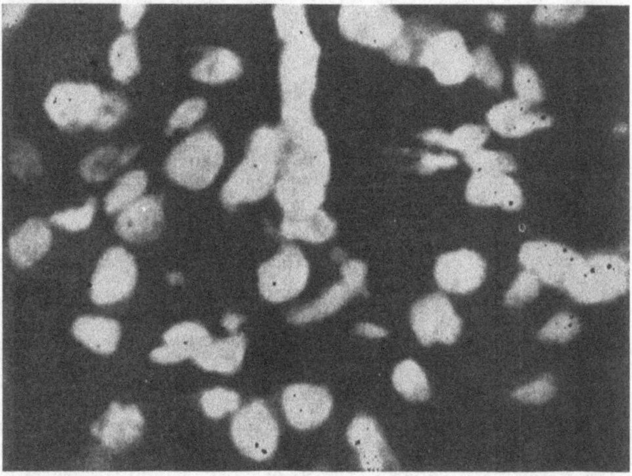

Immunfluoreszenz-Nachweis von Antikörpern
2. antinukleäre Faktoren (diffuse Kernfluoreszenz)

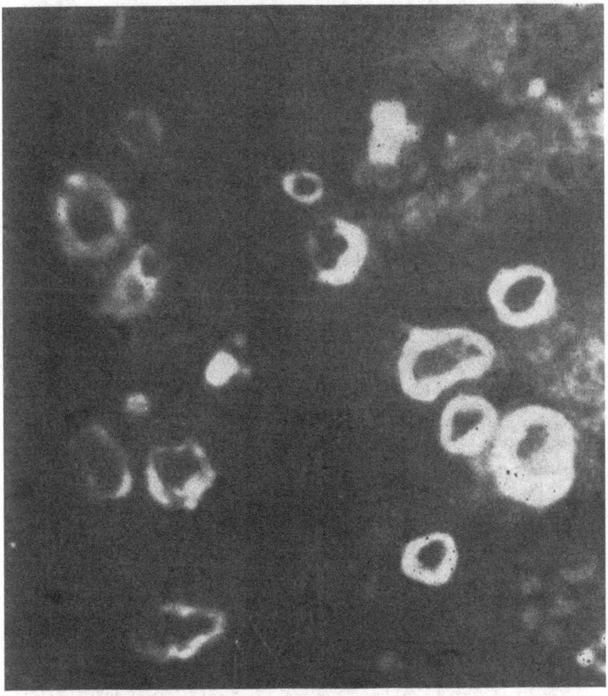

Immunfluoreszenz-Nachweis von Antikörpern

3. antinukleäre Faktoren (periphere Fluoreszenz)

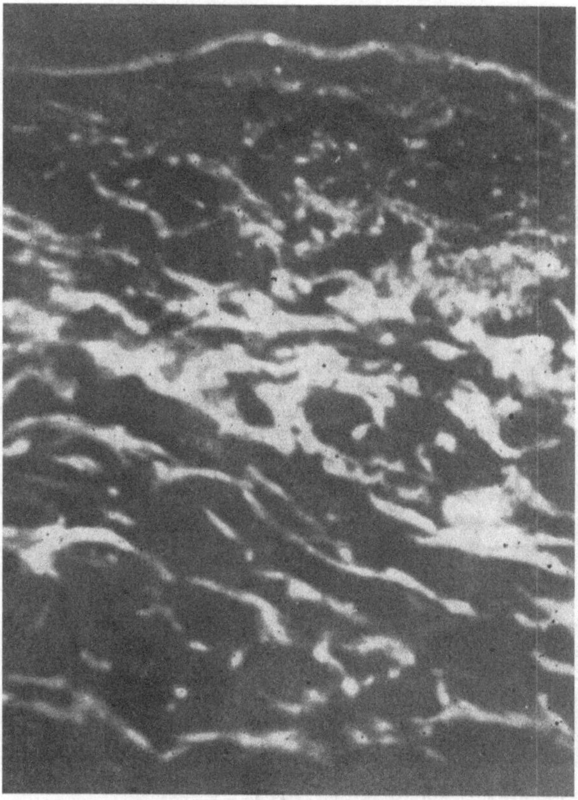

Immunfluoreszenz-Nachweis von Antikörpern

4. Ablagerung von Immunglobulin in der Basalmembran der Haut bei Lupus erythematodes visceralis

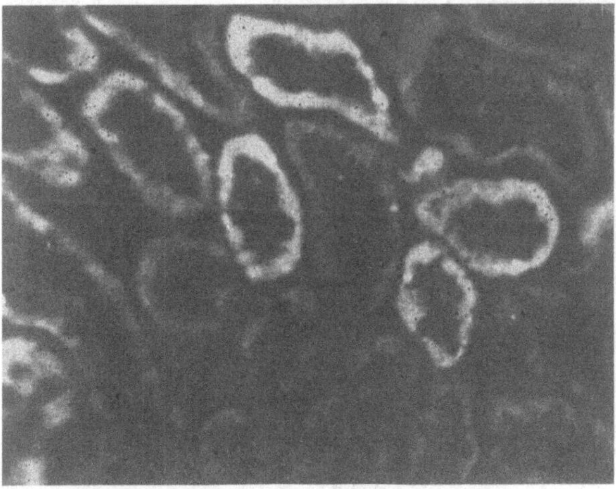

Immunfluoreszenz-Nachweis von Antikörpern

5. Antikörper gegen Mitochondrien und den Bürstensaum der Nieren-Tubuli (nach STORCH)

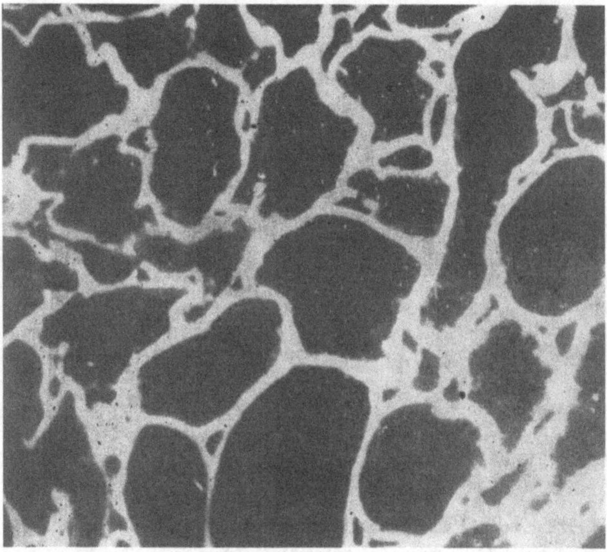

Immunfluoreszenz-Nachweis von Antikörpern

6. Retikulin-Antikörper

Der Verfasser

- informiert über Aufgaben und Stellung der Klinischen Immunologie

- erläutert die Zusammenhänge zwischen Immunabwehr und pathogenen Immunreaktionen

- schildert die klinische Bedeutung immunologischer Mechanismen an Hand der Infektions- und Tumorimmunologie, der heterologen (z. B. Arzneimittelallergie), isologen (Transfusion und Transplantation) sowie der Immundefekte und Immunproliferationen in Pathogenese, Diagnostik und Therapie

- wendet sich an den Studenten wie auch an den Arzt, der sich einen Überblick über dieses wichtige und sich rasch entwickelnde Gebiet verschaffen möchte

WISSENSCHAFTLICHE TASCHENBÜCHER

MIX
Papier | Fördert gute Waldnutzung
FSC® C083411

Zeitfracht Medien GmbH
Ferdinand-Jühlke-Straße 7
99095 Erfurt, Deutschland
produktsicherheit@kolibri360.de